Petra Barron – Aktiviere Deine Selbstheilungskräfte

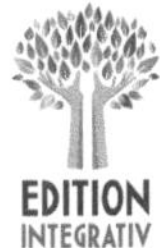

Petra Barron

Aktiviere Deine Selbstheilungskräfte

entspannt und selbstbestimmt zu einem soliden Fundament für Deine Gesundheit

mit Erfahrungsheilkunde, integrativem Ayurveda und gesundem Menschenverstand

www.drpetrabarron.de

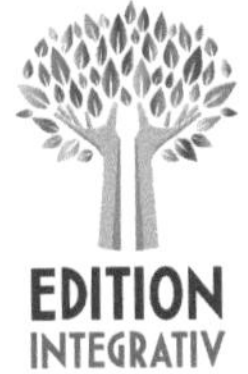

EDITION
INTEGRATIV

Bibliografische Information der Deutschen Nationalbibliothek
Die Deutsche Bibliothek verzeichnet diese Publikation in der Deutschen Nationalbibliografie; detaillierte bibliografische Daten sind im Internet über <http://dnb.ddb.de> abrufbar.

2. Auflage 2021

Herstellung und Verlag: Edition Integrativ
Layout und Satz: Edition Integrativ
Druck: BoD - Books on Demand Norderstedt
Umschlaggestaltung: Manfred Friebe
Coverfoto: Pixabay

ISBN Buch 978-3-949650-00-0

Inhalt

Wie ich zu all dem kam

Intuitiv habe ich schon als Kind gespürt, dass wir alle in Verbindung mit unserer Umgebung stehen, auch auf Ebenen, die mir keiner erklären konnte. Deshalb wollte ich auch schon früh Ärztin werden, wobei ich dabei immer das klassische Bild der Heilerin vor Augen hatte. Leider wurde ich im Studium bereits desillusioniert.

Nach Approbation und Promotion war mir bald klar, dass zu echter Heilung mehr gehört als das, was uns die moderne, rein wissenschaftliche Medizin trotz all ihrer wichtigen Errungenschaften und Erfolge bieten kann.

Wir sind eben nicht nur ein Körper, den man wie eine Maschine repariert, und alles ist gut (zumindest funktioniert das sehr selten so). Sondern wir sind komplexe Wesen, die einen Körper besitzen. Und es ist klar, dass es normalerweise nicht ausreicht, sich rein auf diesen zu konzentrieren, um sich völlig gesund zu fühlen. Ich würde sogar so weit gehen, zu sagen, dass man sich auch mit einer Diagnose unter Umständen gesünder – im Sinne von heiler – fühlen kann als manch einer, der auf dem Papier scheinbar gesund ist, aber lediglich funktioniert. Darum bin ich schon lange auf der Suche nach Möglichkeiten, diese Ganzheitlichkeit wieder in den Alltag zu integrieren.

Mein Weg führte mich unter anderem nach Indien, wo ich meine in Deutschland begonnene Ausbildung zur Ayurveda-Ärztin vertiefte. Ich lernte Reiki, Akupressur und psychologische Kinesiologie (psych-K®) in Australien und, zurück in Deutschland, Hypnotherapie und Mentalcoaching sowie Konzepte der biologischen Krebstherapie.

Neben den mentalen und seelischen Aspekten der Hypnotherapie hat die ayurvedische Medizin mich eindeutig am meisten fasziniert. Auch wenn ich zugeben muss, dass mein westlicher verkopfter Geist erst mal ganz schön Schwierigkeiten mit der neuen Denkweise hatte.

Elemente ..., das kam mir doch alles ziemlich mittelalterlich vor. Aber ich musste rasch zugeben, dass es in sich komplett schlüssig war, sobald ich mich darauf einlassen konnte, nach Dosha-Imbalancen anstatt nach Diagnosen zu schauen.

Wahrscheinlich war aber der ausschlaggebende Punkt, dass ich mich ziemlich schnell bei den Konstitutionstypen wiedergefunden hatte und mir endlich eine Erklärung geliefert wurde, warum ich als Vata-/Pitta-Typ zwar schnell lernen konnte (sehr praktisch im Medizinstudium), aber leider alles, was ich nicht anwendete, ebenso schnell wieder vergaß. Das hat mich vorher oft an mir zweifeln lassen. Seitdem weiß ich damit umzugehen und habe durch den Ayurveda viele einfache Werkzeuge an der Hand. So erlaube ich mir zum Beispiel ausreichend Ruhe und Zeit allein, damit mein Vata nicht ständig aus der Bahn fliegt. Ohne Ayurveda hatte ich immer gedacht: „Die anderen brauchen das doch auch nicht." Ayurveda ist eben schlicht die Weisheit des Lebens, wie sie bestimmt auch in unserem Kulturkreis einmal vorhanden war, aber leider in ihrer Tradition die traurigen Höhepunkte der europäischen Geschichte nicht überlebt hat.

Seither fließen ayurvedische Ansätze eigentlich immer in meine Empfehlungen mit ein, da somit die allgemeinen Ratschläge wesentlich genauer auf typspezifische Bedürfnisse abgestimmt werden können.

Nach ein paar Klinikjahren in Deutschland und England verbrachte ich einige Zeit am anderen Ende der Welt, wo ich mich im wunderschönen Tasmanien niederließ und meine ersten Patienten ganzheitlich begleitete. Inzwischen habe ich mir meinen Kindheitstraum erfüllt und lebe mit meinen drei Kindern und diversen tierischen Mitbewohnern wieder in Deutschland – in einem Fachwerkhof mitten im Grünen. Über die Jahre durfte ich auch immer wieder erleben, welche immense Kraft unsere Gedanken haben. Inzwischen ist Visualisierung ein fester Bestandteil meines Lebens, und trotzdem bin ich immer wieder aufs Neue fasziniert, wie effektiv dies sein kann.

Ich betrachte mein Leben als eine spannende Reise, die wahrscheinlich niemals zu Ende sein wird und bei der jeder Schritt und jeder Reisegefährte eine Bereicherung sind. Dafür bin ich unendlich dankbar! Dass auch ich mir auf diesem Weg selbst ständig näherkomme und immer klarer wird, wie wichtig es mir ist, in Freiheit und im Einklang mit mir selbst und meiner Umwelt zu leben, ist ein wunderbarer Nebeneffekt, der mich mit tiefer Zufriedenheit und dem Gefühl von Vertrauen und Eingebundensein in eine größere Wirklichkeit erfüllt.

An dieses Geburtsrecht möchte ich auch Dich erinnern, sodass Du, egal was sich in Deinem Leben gerade abspielt, Deine innere Kraft und Größe entfalten und im Einklang mit Dir und allem, was ist, sein kannst.

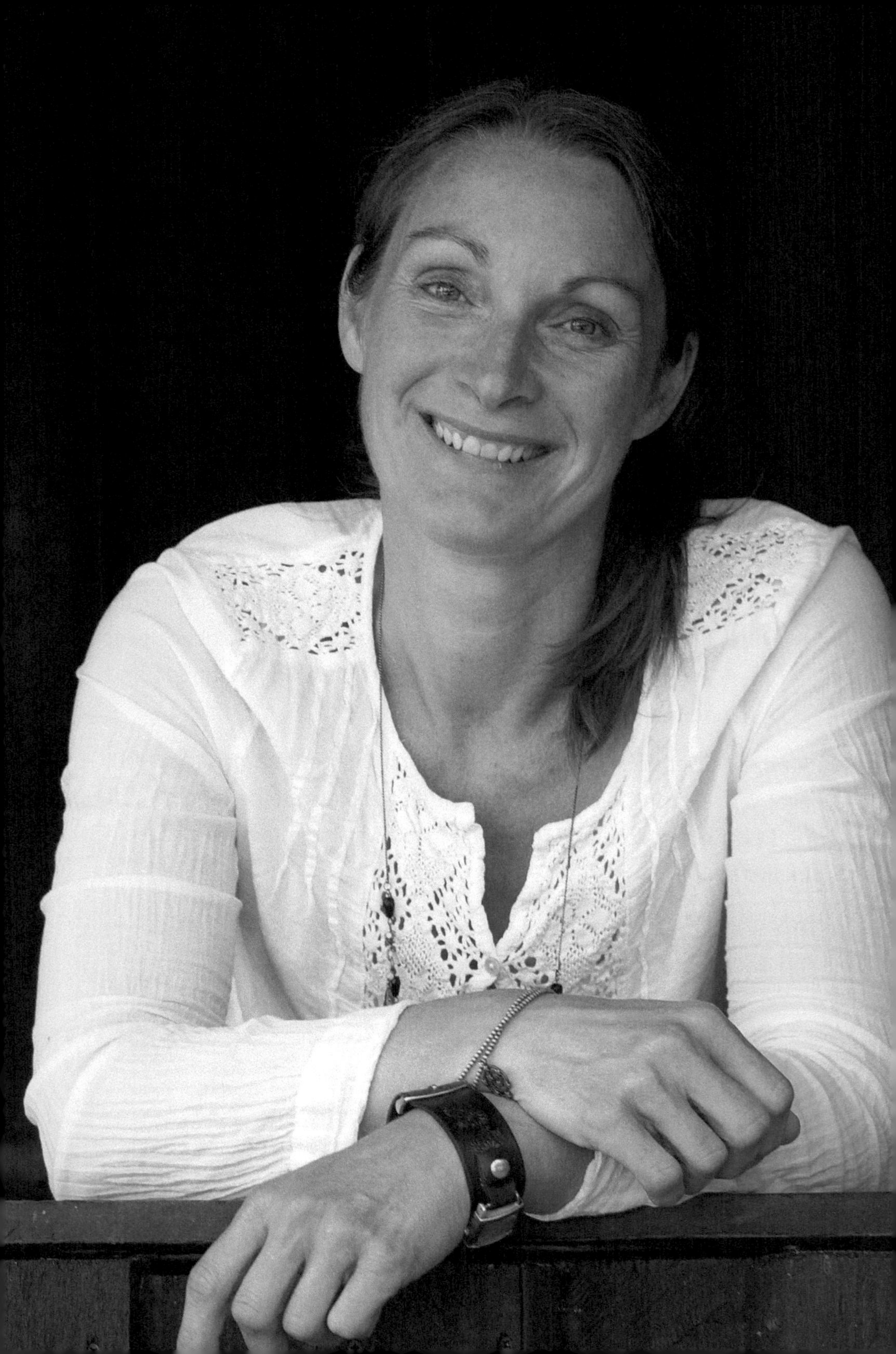

Warum schreibe ich dieses Buch?

Noch ein Gesundheitsbuch!?

Das war zumindest mein Gedanke, seitdem ich das erste Mal die Idee hatte, ein Buch zu den Themen zu schreiben, die mir bei meiner Arbeit so wichtig geworden sind. Aber ein Gutes hatten diese Zweifel:

Inzwischen glaube ich, es kann nicht genug Bücher geben, die uns wieder sanft wachrütteln und uns anregen, selbst zu denken und zu handeln. Sie helfen uns, ein wenig Licht in das Dickicht widersprüchlicher Informationen zu bringen, damit wir uns selbst finden können. Vor allem, wenn es um unser höchstes Gut, um unsere Gesundheit geht.

Deshalb habe ich mich entschieden, doch noch eins zu schreiben. Vielleicht genau für Dich!

Mein Ziel ist es nicht, einen weiteren Ratgeber zu verfassen, also ein Buch, in dem ich mich als vermeintlich besserwissender Experte hinstelle und Dir als Laien erkläre, was Du tun und was Du besser vermeiden sollst. Ich möchte lieber versuchen, mein Wissen mit Dir so zu teilen, dass Du für Dich Deinen Weg finden kannst. Ich hoffe, es gelingt mir, diesen feinen Grat zu beschreiten. Dabei spielt es zuerst einmal keine Rolle, ob Du gesund bleiben oder gesund werden willst. Selbst wenn Du nicht glaubst, dass Du jemals wieder gesund werden kannst, findest Du hier Informationen, wie Du zu mehr Wohlbefinden und Selbstwirksamkeit gelangen und das Fundament für andere Therapien legen kannst.

Gerade meine Arbeit mit Krebspatienten zeigt mir wieder und wieder, wie wichtig es ist, dass wir selbst Verantwortung für unsere Gesundheit oder unseren Heilungsweg übernehmen.

Ich sitze häufig Menschen gegenüber, die durch den Schock der Diagnose und die dann meist rasch anlaufende Maschinerie der Schulmedizin völlig den Boden unter den Füßen verloren haben. Sie werden zum Opfer ihrer Diagnose und der rasch begonnenen Behandlung und haben zunehmend weniger das Gefühl, irgendetwas für sich selbst tun zu können. Diese Art der Entmächtigung ist aber fatal.

Vor einer Weile hatte ich wieder ein längeres Gespräch mit einer Dame Ende fünfzig, die verzweifelt und verängstigt war. Die Diagnose lag bereits einige Zeit zurück, aber sie schaffte es nicht, aus der initialen Angst herauszukommen, sprach leise und unsicher. Sie hatte zunehmend das Gefühl, dass die laufenden Therapien ihr mehr schadeten als nutzten und litt unter heftigen Nebenwirkungen. Am meisten machte ihr aber zu schaffen, dass sie meinte, keine Wahl zu haben, dass sie alternativlos alles mitmachen müsse, obwohl sich eine Stimme in ihr regte, die deutlich im Widerspruch dazu stand.

Als ihr aber klar wurde, dass es immer nur um sie selbst geht und sie all das nicht für die Ärzte oder irgendjemand anderen tut, aus falsch verstandenem Pflichtgefühl oder um „brav“ zu sein, begann sie langsam wieder durchzuatmen. Natürlich wollte sie alles tun, um die Erkrankung zu überwinden, aber sie erkannte, dass dies nicht aus der Angst heraus geschehen konnte. Allein durch diesen ersten Schritt, in dem sie sich verdeutlichte, dass nur sie in ihrem Körper steckt und sie deshalb aktiv mitentscheiden muss, wie es weitergehen soll, bekam sie wieder Mut und Zuversicht. Natürlich wusste sie immer noch nicht, was der richtige Weg sein würde, aber sie wusste, dass es IHR Weg sein musste. Und der begann damit, ihren Ärzten Fragen zu stellen und zu erforschen, was für sie wichtig war und was ihr nachhaltig guttat. Mit zunehmendem Wissen und Verständnis für das, was mit ihr gerade geschah, konnte sie sich bewusst für oder gegen einzelne Maßnahmen entscheiden.

Interessanterweise bedeutete dies nicht, wie man nach dem Beginn der Geschichte vermuten könnte, dass sie die nebenwirkungsreichen Therapien abbrach, sondern dass sie plötzlich besser damit zurechtkam, da sie sich nun selbst dafür entschieden hatte. Sie stand endlich wieder am Steuerrad und hatte die Kontrolle über ihr Leben zurückgewonnen. Und damit ihre Würde und einen großen Teil ihrer Lebensfreude.

Natürlich ist das bei einer Krebserkrankung noch mal eine ganz besonders große Herausforderung. Aber eigentlich gilt dies im Grundsatz für uns alle. Wir sind meist in einem Gedankengebäude groß geworden, in dem es normal ist, uns „behandeln" zu lassen, wenn wir Beschwerden haben. Viele Menschen geben damit die Verantwortung für ihre Gesundheit an der Rezeption der Arztpraxis mit dem Versichertenkärtchen ab.

Um das jedoch nochmals zu verdeutlichen: Es gibt viele Situationen, in denen wir die Hilfe von Experten benötigen. Bei Beschwerden ist es immer sinnvoll, sich ärztlichen Rat zu holen. Vermutlich kommt auch niemand auf die Idee, bei schweren Schmerzen, einem lebensgefährlichen Unfall oder Atemnot, um nur ein paar Beispiele zu nennen, sich nicht an einen Arzt zu wenden. Das hoffe ich zumindest sehr! Intellekt und Intuition erkennen gemeinsam, dass Hilfe benötigt wird. Und doch kann man sogar hier seine Genesung selbst unterstützen.

Leider sind die wenigsten von uns noch mit dem Vertrauen aufgewachsen, dass simple Dinge wie Ernährung, Atmen, Ruhe, Kräutertees und andere banale Maßnahmen uns unterstützen und stabilisieren. Mit anderen Worten: dass wir selbst uns in den meisten Situationen helfen können.

Mit etwas Zeit und Offenheit können wir dieses Vertrauen zurückgewinnen.

Vor allem dürfen wir wieder lernen, mehr auf unser Bauchgefühl zu hören, darauf zu achten, was uns wirklich nachhaltig guttut, und entsprechend zu handeln. Hierfür braucht es kein Studium, sondern nur das langsame Herantasten an die Informationen über die Möglichkeiten und vor allem an uns selbst, an die Weisheit, die wir alle in uns haben.

Da Du zu diesem Buch gegriffen hast, gehe ich allerdings davon aus, dass Dir das alles sehr wohl bewusst ist und dass Du Anregungen suchst, Deinen Weg zu Dir selbst zu gehen.

Um was soll es also in diesem Buch gehen?

Um die Basics, das Fundament, das, was eigentlich normal sein sollte, aber leider nicht mehr ist: gute Ernährung und Versorgung mit allen wichtigen Stoffen, ausreichend erholsamer Schlaf, Bewegung, bei Dir und in Deiner Mitte sein und Freude im Leben.

Ich nenne es gern die gesundheitsfördernde Basis: die Dinge, die die Grundlage für ein zufriedenes, selbstbestimmtes und möglichst gesundes Leben auszumachen scheinen, zumindest für die meisten Menschen – egal, ob Du gesund bist und es bleiben möchtest oder ob Du eventuell bereits erkrankt bist und gerade eine Therapie bekommst.

Ja, vieles davon klingt banal.

Ich könnte dem Ganzen jetzt einen tollen neuen Namen geben und es als meinen 7-Schritte-Plan, als ein ganz neues Konzept verkaufen, aber das wäre Humbug. Nichts hier ist wirklich neu. Die einzelnen Elemente findest Du immer wieder, wenn Du Dich mit Gesundheit beschäftigst. In vielen Nuancen und unter verschiedenen Begriffen, wie z. B. Biohacking, Vollwert- oder Low-Carb-Ernährung, verschiedene Wellness- und Fitnesstrends, Mindfulness ... Das klingt natürlich bedeutend ausgeklügelter, und die Vertreter der verschiedenen Ansätze würden auch (zum Teil mit Recht) sagen, dass ich hier vieles über einen Kamm schere und dass die Verschiedenheiten sehr wohl einen Unterschied machen. Aber letztlich geht es auch hier meist darum, mit grundlegenden und simplen Maßnahmen wieder bei Dir und in Deinem Körper anzukommen.

Svastha eben – in Dir zu Hause sein! Mein Lieblingswort aus dem Ayurveda, deshalb heißt auch mein Podcast so **Svastha - Komm in Dir an.**

Du kannst Ihn auf allen gängigen Plattformen hören oder auf meiner Seite, die Du in den Ressourcen findest.

Für die meisten meiner Patienten ist dies mit dem gesunden Menschenverstand nachvollziehbar, und gerade die pragmatische Herangehensweise ist das, was letztlich zur Umsetzung und damit zu bleibendem Erfolg führt. Das Wissen darum ist ein guter Beginn.

Natürlich können alle Maßnahmen keine Garantie sein, nie wieder krank zu werden. Das wäre vollkommen naiv. Das Leben ist zu vielfältig, und es gibt zu viele Umstände, die nicht in unserer Hand liegen. Trotzdem macht es einen Unterschied, wie wir Krankheit oder Unfall oder Behinderung erleben.

Allein durch die Selbstwirksamkeit, das Sich-Informieren, um dann mit Kopf, Herz und Bauch für Dich stimmige Entscheidungen zu treffen und nach Deinen Werten und Gefühlen zu leben, sorgt für eine wesentlich gesündere Grundhaltung, selbst wenn Dir das Leben eine Diagnose vor die Füße wirft.

Ich bitte Dich sogar, mit dem, was ich hier schreibe, kritisch umzugehen und es für Dich zu überprüfen. Auch wenn ich Medizin studiert und viele Dinge zusätzlich gelernt habe und diese Erfahrung mit meinem besten Wissen und Gewissen teile – ich weiß nicht alles, bin nicht Du, stecke nicht in Deinem Körper und lebe nicht Dein Leben. Natürlich musst Du den Dingen eine faire Chance geben, wenn Du Veränderung erleben willst, aber ich gehe einfach einmal davon aus, dass Du nicht auf der Suche nach dem Quick-Fix bist, wenn Du ein solches Buch in die Hand nimmst, sondern Anregungen für nachhaltige Veränderung suchst.

Möge Dein innerer Heiler in Zukunft Dein bester Freund sein!

Noch ein Wort zum „Du“:

Vielleicht kommt es Dir etwas merkwürdig vor, dass ich Dich hier einfach duze, wir kennen uns ja wahrscheinlich nicht einmal.

Ich möchte Dir hier aber nicht als Ärztin oder Lehrerin begegnen, sondern auf Augenhöhe, freundschaftlich, auf Du und Du eben...

Ich wünsche Dir so viel Freude beim Lesen und Ausprobieren, wie ich sie beim Schreiben hatte!

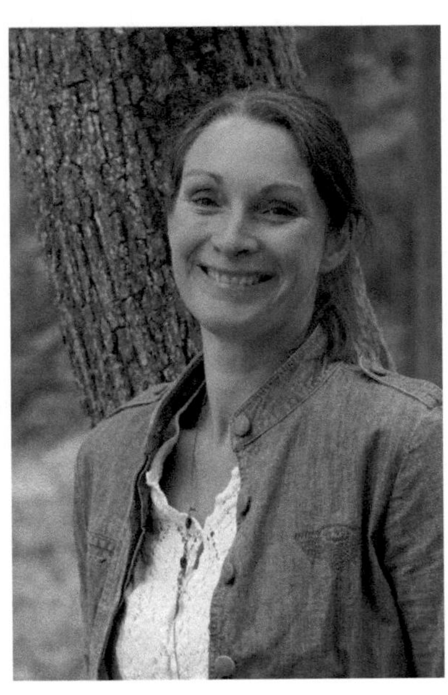

Lege selbstbestimmt und unbeschwert das Fundament für Deine ganzheitliche Heilung.

„Es gilt das Leben zu verlängern und nicht den Tod hinauszuzögern."

(Lucius Annaeus Seneca, ca. 4 v. Chr.–65 n. Chr., römischer Politiker, Philosoph und Schriftsteller)

Ich treffe regelmäßig Menschen, die aus verschiedenen Gründen das Gefühl haben, etwas verändern zu müssen. Aber trotz all der Informationen, die uns heute zugänglich sind, empfinden viele das als schwierig. Teilweise weil die Vielzahl der oft widersprüchlichen Tipps verwirrend ist, weil sie Angst haben, etwas falsch zu machen – dem Problem habe ich sogar ein ganzes Kapitel gewidmet –, weil sie schon vieles probiert haben, aber nichts wirklich geholfen zu haben scheint, weil es schwer ist, Gewohnheiten zu ändern, oder weil sie schlichtweg nicht wissen, wo sie beginnen sollen, weil ein schlüssiges Konzept und das nötige Selbstbewusstsein fehlen. Irgendwann kommt dann oft der Punkt, an dem sie merken, es ist Zeit, sich selbst in die Materie einzuarbeiten und die Zügel wieder in die eigene Hand zu nehmen und dort auch zu behalten. Vielleicht bist auch Du an diesem Punkt – eventuell sogar, ohne vorher durch die frustrierenden Phasen gegangen zu sein.

Wenn Du für Dich gemerkt hast, dass Deine Gesundheit und Dein Wohlbefinden letztlich nur aus Dir heraus entstehen können, dann liefert dieses Buch hoffentlich eine gute Basis, um selbstbestimmt mit Grundwissen sowie gesundem Menschenverstand weiterzugehen.

In diesem Buch verspreche ich Dir keine Heilung, keine Wunderwaffe gegen irgendwas. Ich möchte Dir hier das weitergeben, was sich in den Jahren der Arbeit mit Menschen und ihren Gesundheitsthemen als das Fundament herauskristallisiert hat. Ohne diese solide Basis scheinen auch weitere, zielgerichtete Therapien oft nur kurzfristig Erfolg zu zeigen. Gleichzeitig sind dies die Bausteine, die in meinen Augen am besten dafür sorgen, gar nicht erst krank zu werden. Allerdings habe ich auch beobachtet, dass Menschen, die so leben, sogar mit einer Diagnose anders - selbstbestimmter, gesünder und friedvoller - umgehen können. Die Puzzleteile können Dir trotz ihrer Einfachheit Perspektive und Selbstwirksamkeit geben, die für tiefes Wohlbefinden sorgen.

Da ich hier den Versuch unternehme, ein Buch zu schreiben, das möglichst pragmatisch die „großen" Säulen für ein gesundes Leben beleuchtet, um sie in einem Werk zu vereinen, versteht es sich wahrscheinlich von selbst, dass es mir nicht möglich sein wird, in die Tiefe zu gehen. Du wirst hier also kein Detailwissen, keine Studien oder weitreichende biochemische Erklärungen finden. Eventuell werde ich das in weiteren Büchern nachholen, wenn ich bemerke, dass Interesse besteht. Hier und jetzt ist es mein Anliegen, Dir einen möglichst leicht zugänglichen Überblick zu verschaffen und Dich zu inspirieren, weiterzuforschen.

Aber allem voran möchte ich Dir aufzeigen, dass Du sehr viel selbst tun kannst, und Dir mit praktischen Tipps und Verständnis dabei auf den Weg helfen.

Ich habe gelernt, dass zu ganzheitlicher Gesundheit mehr gehört als die Abwesenheit einer Diagnose. Im Gegenteil habe ich nicht selten auf dem Papier schwerkranke Menschen getroffen, die ganzheitlich betrachtet aber wesentlich lebendiger und glücklicher waren als so mancher vermeintlich Gesunde. Wenn es für Dich auch wichtiger ist, bei Dir selbst zu sein, in Frieden mit der Situation, wie auch immer sie gerade ist, und gleichzeitig für Deine Gesundheit aktiv zu bleiben, dann glaube ich, dass Du in diesem Buch gute Anregungen finden wirst.

Allerdings – reines Lesen und Wissen können nur ein erster Schritt sein. Darum habe ich es mir zum Ziel gesetzt, den nächsten Schritt weiter mit Dir zu gehen und Dir so viele praktische Umsetzungshilfen wie möglich an die Hand zu geben.

Tun musst Du es allerdings selbst.

Wenn Du also das meiste aus diesem Buch herausholen willst, dann rate ich Dir, lass Dir Zeit beim Lesen.

Das Buch darf Dein Begleiter sein – nimm es gern immer wieder zur Hand. Lies einen Teil, der Dir ins Auge springt. Schau nach den Handlungen am Ende jeden Kapitels und den Ressourcen, die ich Dir zur Verfügung stelle und picke Dir etwas heraus, mit dem Du beginnen magst.

Lass Dir Zeit, die verschiedenen Bausteine zu „verdauen", schau ehrlich hin, was Du bereits umsetzt, und beginne dann Schritt für Schritt, das in Dein Leben einzubauen, was Du für nötig hältst. Dafür bedarf es einer gewissen Ehrlichkeit Dir selbst gegenüber.

Nimm Dir **Die Bestandsaufnahme**, die Du auf meiner Seite findest, vor und bearbeite sie am besten vor dem Lesen der Kapitel. Du musst es auch niemandem zeigen, niemandem recht machen – es geht nur um Dich!

Manchmal reicht der klare Blick auf den Ist-Zustand schon aus. Auch ich schaffe nicht immer so zu leben, wie ich es hier empfehle, und mache regelmäßig eine ehrliche Bestandsaufnahme, um wieder bei mir einzuchecken und zu schauen, wo ich mich nicht gut um mich kümmere. Bei drei Kindern und allem, was ich mir als Vata/Pitta gern auflade („Das geht schon noch! Klingt zu toll, um es nicht zu machen ..."), schleift da oft einiges.

Lebensrad aus Deiner ‚Bestandsaufnahme', siehe Ressourcen oder www.drpetrabarron.de/deine-links-zum-buch

Aber hinschauen, es sich bewusst machen, ist der erste nötige Schritt. Als Nächstes solltest Du Dir überlegen, was Du anders, besser haben möchtest und – ganz wichtig! – wie das dann aussehen soll. Also wie Du Dich konkret fühlen willst, was Du tun möchtest, wie Du Dich erleben willst. **Eine Anleitung zum Visualisieren, fndest Du auch in den Ressourcen.**

Erst dann schau nach Wegen, dort HINzukommen, anstatt von etwas weg. Bei Letzterem hast Du nämlich immer noch das, was gerade nicht optimal ist, im Fokus und bewegst Dich quasi unwillkürlich immer wieder darauf zu. Aber auch dem so wichtigen Thema der „Kraft Deiner Gedanken" habe ich ein ganzes Kapitel gewidmet.

Natürlich halte ich es für sinnvoll, wenn Du Dir das Buch in der gegebenen Reihenfolge Kapitel für Kapitel vornimmst, so baut es am besten aufeinander auf, und ich habe mir selbstverständlich Gedanken gemacht. Aber Du kannst dieses Buch auch direkt in dem Kapitel beginnen, das für Dich jetzt interessant ist. Dies ist Dein Buch.

Am Anfang erläutere ich die Hintergründe für mein Denken und meine Empfehlungen. Es geht vor allem um Deine Individualität, die in unserem System selten beachtet wird. Dazu passt auch gut der Ayurveda, zu dem ich zumindest ein paar Grundlagen erklären will, da die Ansätze einfach tolle Modelle bieten, Dich selbst besser einzuschätzen und zu verstehen. Ich werde immer wieder auch darauf zurückkommen. Aber auch wenn Ayurveda Dich überhaupt nicht interessiert, kannst Du dieses Buch nutzen.

Dann folgt der Teil „Sorge für Dich!", in dem es um die körperlichen Grundsätze geht und wie Du das Beste für Dich und Deinen Körper bewirken kannst, natürlich immer mit praktischen Tipps und pragmatischen Umsetzungshilfen.

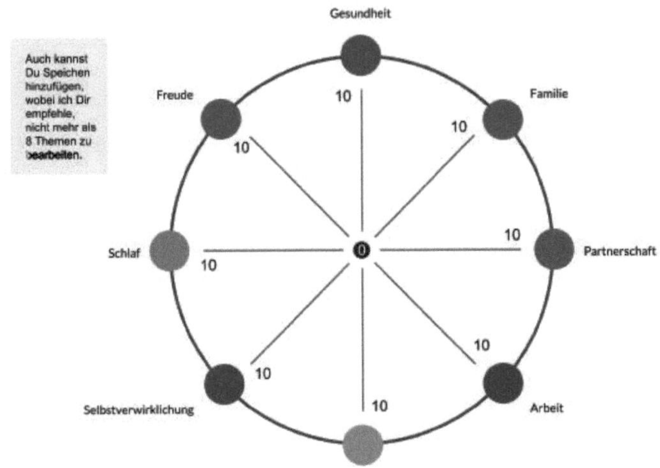

Auszug aus „Deiner Bestandsaufnahme", siehe Ressourcen oder www.drpetrabarron.de/deine-links-zum-buch

Für mich stellen alle diese Ansätze gemeinsam die breite Basis einer ganzheitlichen Gesundheitsförderung und ebenso eines ganzheitlichen Heilungsansatzes dar. Auch wenn ich Dir empfehle, allen Puzzleteilen Beachtung zu schenken, ist jeder Schritt besser als keiner. Mehr zu tun, ist immer möglich, doch ist dies weder Gegenstand dieses Buches noch in jedem Fall erstrebenswert. Aber auch das musst Du am Ende selbst entscheiden.

Schließlich möchte ich noch auf das eingehen, was dahinter liegt, jenseits körperlicher Vorgänge: nämlich die Kraft Deiner Gedanken und ein Stück weit auch die subtileren Dinge, die wir langsam aus der Esoterik-Ecke herausholen dürfen. Mit jedem weiteren Jahr, das ich mit Menschen arbeite, genau genommen durch jedes Gespräch, durch jeden Kontakt – verbal oder nonverbal – rücken diese Ansätze weiter in meinen Fokus. Wir sind nicht unser Körper, sondern wir haben einen Körper. Bei all den Dingen, die wir für unseren Körper tun können, liegt die ‚Steuerzentrale' für die Manifestation der Veränderung doch woanders.

Ganz am Ende findest Du noch nützliche Adressen, Tipps und Werkzeuge, um Deinen eigenen Plan selbst zusammenzustellen sowie die Möglichkeit, Dich mit anderen Menschen auf dem gleichen Weg auszutauschen.

Die geführte Meditation unterstützt Dich dabei, zu Dir selbst und Deinem inneren Heiler zu finden.

Auch wenn das jetzt vielleicht alles viel erscheint, glaub mir, es geht – ich spreche aus Erfahrung. Aber wie gesagt: Machen musst Du es selbst.

Wenn Du wirklich Veränderung willst, dann versuch bitte, Dich über einen längeren Zeitraum hinweg an neue Dinge zu gewöhnen. Es dauert je nach Typ 20 bis 60 Tage, teilweise auch länger, um neue Gewohnheiten entstehen zu lassen. Zähneputzen ist heute (hoffentlich) selbstverständlich, aber Deine Eltern haben sich vermutlich jahrelang abgemüht, bis Du automatisch zur Zahnbürste gegriffen hast.

Das gilt auch für den Zeitraum, bis Du mit diesen Maßnahmen Veränderung spüren kannst. Gib Dir Zeit!

Es geht hier nicht um eine Hauruck-Methode, um in sieben Tagen frei von Bauchfett oder in fünf Tagen fit wie ein Turnschuh zu sein. Bei manchen geht es schneller, bei anderen dauert es Monate. Darum ist es mir ja so wichtig, keine massiven, einschneidenden und teuren Dinge zu propagieren.

Das, was ich Dir in diesem Buch empfehle, sollte ohne großen Aufwand oder Verzicht und vor allem ohne gefährliche Risiken nachhaltig zu mehr Wohlbefinden, Gesundheit und Lebensqualität führen. Es sind, bis auf wenige moderne Erkenntnisse z. B. im Bereich Mikronährstoffe, uralte, erprobte, mit dem gesunden Menschenverstand nachvollziehbare Ansätze. Die Liste erhebt natürlich keinen Anspruch auf Vollständigkeit – trotzdem kommen die meisten Menschen damit schon sehr weit. Bitte prüfe trotzdem jeden einzelnen Schritt kritisch für Dich und Dein Leben. Nur Du steckst in Deinem Körper.

Am Ende des Buchs solltest Du einen guten Plan haben, wo Du noch etwas verändern kannst und wie Du am besten beginnst. Du bist ausgestattet mit etwas Basiswissen, praktischen Tipps und einem Plan, wie Du dieses neue Wissen für Dich passend umsetzen kannst.

In Deinem Tempo.

In Deiner Reihenfolge.

So, wie Du Dich damit wohlfühlst.

Also, los geht‘s!

Lege selbstbestimmt und unbeschwert das Fundament für Deine ganzheitliche Heilung.

Deine ersten Handlungen:

- ➡ **mach Dich mit den Ressourcen vertraut, dort findest Du: Links, Tipps und Arbeitsmaterial**
- ➡ **ladeDir Dein Paket zum Buch herunter: www.drpetrabarron.de/deine-links-zum-buch**
- ➡ **nutze die Tagebuchvorlage ehrlich und ohne zu beschönigen!**
- ➡ **nimm Dir Zeit für eine Bestandsaufnahme**
- ➡ **finde DEIN Ziel**
- ➡ **weiterlesen**

Über die Angst, etwas falsch zu machen

„Die Mysterien der Natur liegen nicht im Komplizierten verborgen, sondern in der Erkenntnis der Einfachheit des Lebens."

(aus der „Charaka Samhita")

In all den Jahren, die ich mit Patienten gearbeitet habe, in der Klinik, Praxis und Beratung, in Deutschland, England und Australien, wurde und wird mir immer bewusster, dass trotz – oder vielleicht gerade wegen – der tollen Errungenschaften in der Medizin leider oft der Mensch in seiner Ganzheit nicht mehr wahrgenommen wird.

Es gibt immer mehr Schubladen, detailliertes Fachwissen und ausgeklügelte Methoden, aber kaum noch jemanden, der dabei den Menschen mit seinen Sorgen, Ängsten, seinem Alltag und seinem Umfeld sieht.

Das ist nicht als Vorwurf oder Kollegen-Bashing gemeint. Ich bin mir sicher, dass die meisten Ärztinnen und Ärzte in einem immer mehr auf Wirtschaftlichkeit ausgelegten System ihr Bestes geben, um zu helfen, und dabei sicher auch immer wieder an ihre Grenzen kommen, vor allem angesichts der kurzen Zeit, die man mit dem Patienten hat. Dazu kommt, dass die medizinische Ausbildung ebenfalls immer mehr Detailwissen vermittelt, die Fachbereiche und die Expertise immer feiner werden und so auch leicht der Blick für den ganzen Menschen verloren geht. Vorbei sind die Zeiten, in denen es üblich war, dass ein Arzt die ganze Familie betreut hat und auch das Zuhause und die Lebensumstände seiner Patienten wirklich kannte. Was zählt, ist Wissenschaft, sind Studien und Publikationen.

Das Schlimmste aber ist in meinen Augen, dass wir uns über dieser Wissensflut selbst verloren haben und viele von uns sich selbst nicht mehr zutrauen zu wissen, was wirklich gut für sie ist. Da ist ganz oft die Angst, etwas zu übersehen, etwas falsch zu machen, vor allem wenn plötzlich eine bedrohliche Diagnose im Raum steht. Das ist auch vollkommen verständlich und wurde uns ja lange so vermittelt. Diese Angst wird regelrecht geschürt. Aber es hilft uns leider nicht weiter, sondern macht uns klein und ängstlich. Das Gefühl der Unzulänglichkeit und Machtlosigkeit wiederum macht Stress.

Zwischen Stress und Handlungsunfähigkeit

Und genau das ist es, was ich bei der Arbeit mit Menschen immer wieder beobachte: Stress. Da gibt es die einen, die von vornherein das Gefühl haben, eigentlich gar nichts wirklich für sich tun zu können, da sie glauben, ohne Medizinstudium nicht genügend Wissen über Gesundheit haben zu können.

Und dann gibt es andere, die extrem informiert sind und vermutlich, was ihre Erkrankung angeht, mehr Wissen haben als die meisten Therapeuten. Das ist zuerst einmal ein guter Ansatz in meinen Augen, denn er beinhaltet, dass man es sich grundsätzlich zutraut, selbstwirksam zu sein. Leider verlieren sich dann aber auch wieder viele dieser Menschen in Details und sehen nicht mehr das Ganze - sich selbst. Während das eine Extrem Stress verursacht, weil man sich absolut machtlos und unter Umständen auch ausgeliefert fühlt, führt das andere Extrem oft ebenfalls zu Handlungsunfähigkeit, weil sich bei all den vielen Informationen einige Ratschläge widersprechen oder es als gefährlich gilt, etwas nicht „korrekt" durchzuführen, einzunehmen oder zu kombinieren. Dadurch macht sich Angst breit, etwas falsch zu machen. Das gilt für Schulmedizin genauso wie für alternative und komplementäre Methoden, für Prävention genauso wie für Therapie.

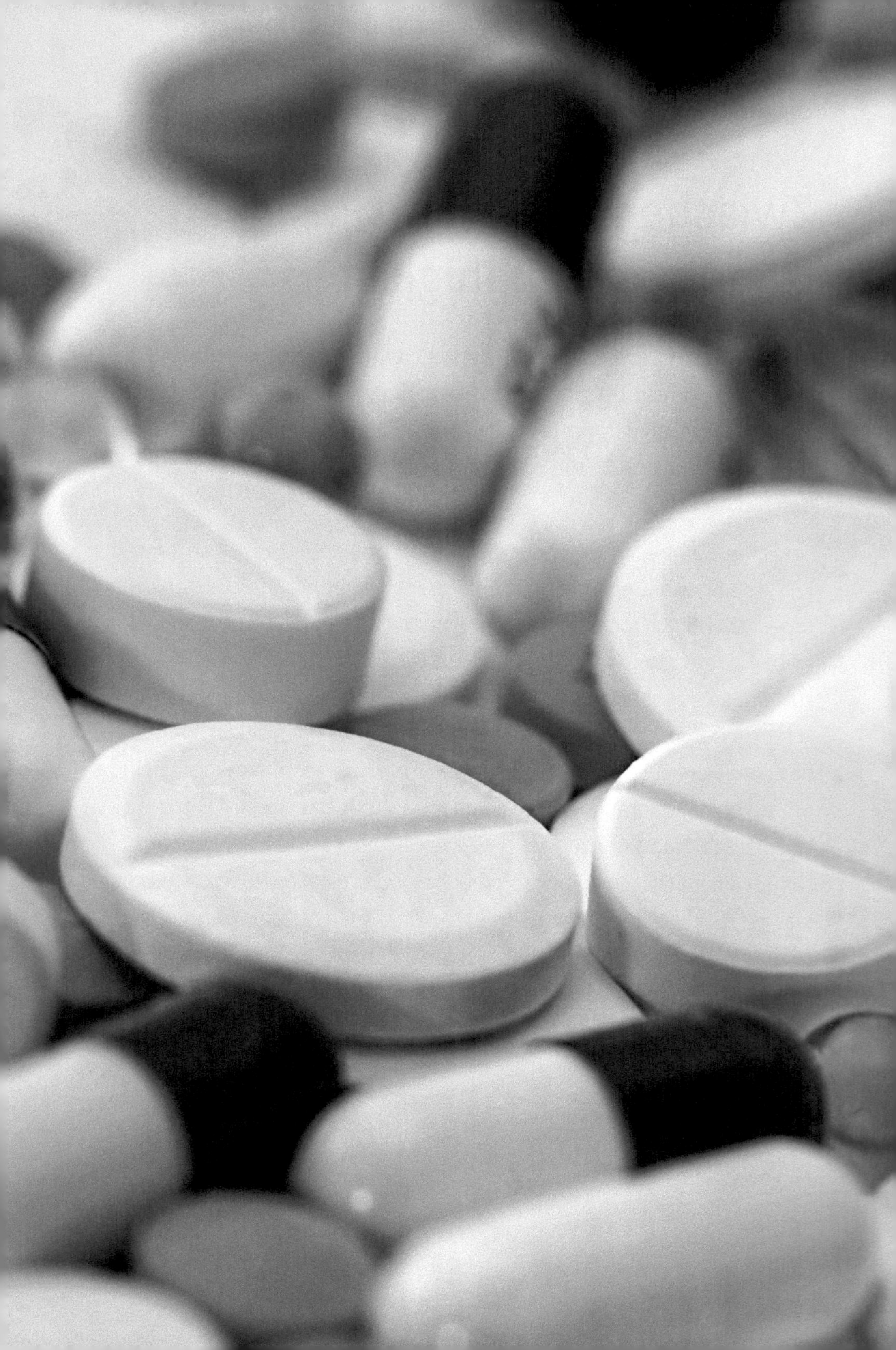

Medizin und Dogma

Ich will auch gar nicht abstreiten, dass es inzwischen sehr viel fundiertes Wissen über eine Menge Dinge gibt, und das ist natürlich nicht per se schlecht. Es kommt darauf an, was wir damit machen.

Auch ich fühle mich manchmal klein und habe nicht selten das Gefühl, immer noch nicht genug zu wissen, um mir anzumaßen, ein Buch zu schreiben. Allerdings haben die Erfahrung und das stetige Lernen gezeigt, dass gerade die dogmatischen Informationen da draußen bei genauem Hinschauen meist relativ schlecht fundiert sind. Oft handelt es sich um Daten aus Laborversuchen oder um rein theoretische Erkenntnisse. Auch erleben wir häufig, dass Dinge und Ansätze komplett abgelehnt werden, weil es keine oder nur wenige Studien dazu gibt. Das Fehlen von Daten bedeutet allerdings letztlich nicht, dass der Ansatz oder die Überlegung falsch sein muss. Es bedeutet nur, dass wir (noch) nichts oder nicht viel darüber wissen. Wenn Wissenschaft zum Dogma wird und ihre eigene Grenzen nicht mehr erkennt, wird sie vor allem eins: unwissenschaftlich.

Wie oft in der Medizingeschichte wurden Dinge, die von (fast) allen als absolut richtig anerkannt wurden, später revidiert, und die Empfehlungen wurden komplett verändert.

Noch Mitte des 19. Jahrhunderts wurden Ärzte wie Ignaz Semmelweis verlacht und diskreditiert, weil sie fehlende Hygienemaßnahmen als Ursache für Kindbettfieber sahen, das damals vorwiegend in ärztlich geleiteten Kliniken viele Todesopfer unter den jungen Müttern forderte. Während die nicht universitär ausgebildeten Hebammen, die aus der Erfahrung von Generationen schöpften, dieses Problem weit weniger kannten. Es sollte noch Jahre dauern, bis man erkannte und vor allem auch akzeptierte, dass es sich tatsächlich um Fehlverhalten der Mediziner handelte, die, ohne auch nur über so etwas Albernes wie Händewaschen nachzudenken, vom Seziertisch zur Geburt oder Untersuchung der werdenden Mütter gingen und nach dem damals besten Stand der Wissenschaft die Keime der Leichen mit sich brachten. Semmelweis starb übrigens unter ungeklärten Umständen nach kurzem Aufenthalt in einer psychiatrischen Klinik.

Ein weiteres Beispiel für einen Paradigmenwechel ist die Bettruhe. Noch bis ca. 1999 galt der Grundsatz: „Kranke gehören ins Bett!“ Zu Beginn des 20. Jahrhunderts nahm man ihn noch so wörtlich, dass sogar psychisch kranke Menschen über längere Zeiträume regelrecht ans Bett gefesselt waren, um den Nerven Erholung zu verschaffen. Heute ist klar, dass Bettruhe nur in ausgewählten Situationen (also wieder mal recht individuell) sinnvoll ist. Auch wenn die 1999 veröffentlichte australische Studie, die erstmalig den Nutzen infrage stellte und auf potenzielle Schäden hinwies, zunächst für Turbulenzen in der Szene sorgte, ist heute hinlänglich bekannt, dass längere Immobilisierung wohl eher schadet als nützt. Betrachtet man allerdings pauschal immer kürzer werdende Liegezeiten, ist wohl Vorsicht geboten, nun nicht dies zum fehlgeleiteten Dogma zu erheben.

So lassen sich ohne Mühe auch in der jüngeren Medizingeschichte weitere Beispiele finden, von der Unbedenklichkeit von Contergan und Hormonersatztherapie in den Wechseljahren, den Ernährungsempfehlungen bei Hypercholesterinämie bis hin zu feineren Unterschieden z. B. in der Radikalität, wie wir Brustkrebs operieren.

Dein Weg der Heilung

Meine Beobachtung in verschiedenen Ländern und auch Erfahrung – gerade vor dem Hintergrund des Ayurveda – ist, dass es eben keinen absolut richtigen Weg gibt. Wir sind nun mal keine Maschinen, die alle gleich funktionieren und für die immer die gleichen Interventionen richtig sind. Wir sind Individuen mit unserer ureigenen Konstitution, mit verschiedenen Vorerkrankungen, Glaubenssätzen, Lebensumständen. Selbst wenn es zu einem Ansatz die viel geforderten doppelblinden randomisierten Studien gibt, ist und bleibt es reine Statistik.

All das Wissen der Welt nutzt Dir nur etwas, wenn es nachher sinnvoll angewandt wird und Dir letztlich hilft. Da also beim Thema Gesundheit oft ein ehrliches „Ich weiß es nicht" angebracht wäre, bedeutet das, dass die letzte Instanz immer Du selbst sein solltest.

Eines sehe ich auch immer klarer: Echte Heilung ist nie von außen gemacht. Wir können anregen, reparieren, den sprichwörtlichen „Deckel draufhalten", aber heilen tust Du – aus Dir heraus!

Während ich das hier schreibe, plagt mich ein schlechtes Gewissen und auch ein Funken Angst, etwas falsch zu machen, etwas Falsches zu sagen – und ich frage mich, wer bin ich denn, dass ich mir das herausnehme? Lehne ich mich zu weit aus dem Fenster? Ich glaube, das ist aber genau der Punkt. Ich maße mir eben nicht an, Dir oder irgendjemandem zu sagen, was Du tun oder lassen sollst. Das kannst allein Du selbst. Und zwar nur dann, wenn Du Dir zutraust, Informationen einzuholen von allen Seiten, abzuwägen und dann zu schauen, welchen Weg Du gehen möchtest. Damit meine ich auch nicht, dass dieser immer nur rosig, weich und angenehm zu sein hat. Sondern in Einklang mit Deinen Werten, dem, was Dir im Leben gerade wichtig ist und was Dir machbar erscheint, ohne dabei kurzsichtig zu sein. Eben kein Kopf in den Sand stecken, weil etwas nicht ins bisherige Weltbild passt, sondern wirklich offen, alles anhören und dann nachspüren.

Manche Dinge klingen zunächst total plausibel und logisch, fühlen sich dann aber nicht richtig an. Es wird z. B. eng in der Brust, oder der Bauch krampft, auch wenn der Kopf klar sagt: „Das ergibt Sinn!" Dann solltest Du weiterschauen, nachhaken, überlegen, warum das so ist.

Selbstwirksamkeit bedeutet eben auch: die eigenen Grenzen erkennen, Rat annehmen, aber ebenso hinterfragen können.

Auch wir Mediziner dürfen lernen, dass heute viele Menschen wesentlich gebildeter sind und auf Augenhöhe behandelt werden möchten. Therapeuten sollten Partner der Patienten sein und erklären und überzeugen wo nötig, nicht bevormunden. Es sei denn, der Patient möchte es so.

Der erste Schritt ist ... anzufangen

Wie schon erwähnt, gehe ich die Dinge meist recht pragmatisch an und damit im Detail vielleicht nicht optimal. Allerdings hat mir die Erfahrung gezeigt, dass komplizierte Anweisungen, z. B. Einnahmeschemata für Mikronährstoffe, vor allem zu einem führen: nämlich zu Überforderung und darauf folgend zur Nichteinnahme. Das nützt dann niemandem.

Ich halte mich da gern an eine Grundregel aus dem Ayurveda: Jeder Schritt in die richtige Richtung zählt, und sei er noch so klein. Ein bisschen ist besser als gar nicht. Dafür nehme ich dann auch eine schlechtere Bioverfügbarkeit oder eine abgekürzte Morgenroutine in Kauf.

Sicher wird es auch Kritik geben, weil ich missverstanden werde. Ich hoffe, ich schaffe es im Verlauf des Buches, deutlich zu machen, dass es mir vor allem darum geht, Dich zu ermutigen, nicht NUR im Außen nach dem zu suchen, was gut für Dich ist, sondern in allererster Linie auch wieder nach innen zu lauschen, um schließlich DEINEN Weg zu finden. Es kann sein, dass das Übung benötigt – auch dafür findest Du hier Tipps.

Deine Handlungen:

- ➡ hole Dir so viele Informationen zu jedem Thema, wie Du brauchst, um Dich sicher zu fühlen
- ➡ spüre hin, ob Du der Quelle vertraust, und achte dabei auf Dein Bauchgefühl

Wenn Du Dich sicher fühlst (Kopf, Herz und Bauch):

- ➡ beginne!
- ➡ irgendwo, erst mal mit dem, was Dir leichtfällt

Was wissen wir heute – und der gesunde Menschenverstand

„Die Zeit wird kommen, wo unsere Nachkommen sich wundern, dass wir so offenbare Dinge nicht gewusst haben."

(Seneca)

Nun könnte man fast meinen, es gibt sowieso nichts Greifbares, keine Grundlage für irgendwelche Empfehlungen. Das stimmt so natürlich nicht. Ich möchte und ich werde Dich nicht komplett in der Luft hängen lassen und allein an Deine Intuition appellieren, auch wenn diese tatsächlich ein wichtiger Faktor ist, vor allem, da wir so oft das Gegenteil vermittelt bekommen. Die Dinge, die ich Dir im Weiteren empfehle, haben durchaus auf verschiedenen Wegen den Nachweis erbracht, hilfreich zu sein. Seit Tausenden von Jahren werden viele Menschen damit gesund alt und das seit Tausenden von Jahren. Für die meisten Menschen sind die Maßnahmen mit dem gesunden Menschenverstand greifbar.

Warum hört man davon so selten?

Bevor ich ins Detail gehe, möchte ich aber doch nochmals darauf eingehen, warum sie dennoch in der Schulmedizin so wenig genutzt werden. Dazu muss man wissen, dass wir über die banalen Dinge wie Ernährung und selbst über den Einfluss unserer Psyche und Umwelt auf die Gesundheit im Medizinstudium kaum etwas lernen. Der Fokus liegt ganz klar auf therapeutischen, vor allem medikamentösen, operativen und technischen Ansätzen. Das heißt, die meisten Ärzte haben sich mit diesen Themen nie auseinandersetzen müssen und kennen sich schlichtweg nicht ausreichend aus.

Ehrlicherweise muss man sagen, dass dies ein Großteil der Patienten genauso sieht und letztlich Behandlung – ein Rezept, eine Überweisung etc. – erwartet und nicht selbst aktiv werden will. Aber dazu gehörst Du ja offensichtlich nicht.

Um auch das nochmals ganz klarzustellen: Ich lehne schulmedizinische Therapien nicht ab, schon gar nicht bei akuten und schwerwiegenden Problemen! Aber ich finde, man muss sie auf eine vernünftige Basis stellen.

Und manchmal bedarf es dann gar keiner nebenwirkungsbehafteten Therapie mehr…

Ein weiterer Grund, warum man darüber oft nichts hört, ist der Faktor Zeit in der Sprechstunde. Zeit und Gespräche werden in unserem System nur schlecht vergütet. Selbst wenn ich als Arzt oder Ärztin gern mehr Zeit mit meinen Patienten verbringen möchte, um zuzuhören und zu erklären, ist dies im normalen Setting oft nicht ausreichend möglich. Man kann nicht in 15 Minuten eine komplette Anamnese, die Lebenssituation und Ernährungsgewohnheiten seines Gegenübers sowie eventuell belastende Umstände erfassen (also ich zumindest kann das nicht) und dann noch ausführlich über mögliche ganzheitliche Maßnahmen sprechen und die Umsetzung vermitteln.

Selbst die 60 Minuten, die ich mir gewöhnlich für ein Erstgespräch nehme, reichen kaum aus, um alles anzusprechen, was der Patient selbst tun kann, geschweige denn, um dies ausführlich zu erklären und Hilfestellung für die Umsetzung zu geben. Deshalb arbeite ich an Konzepten, dies über einen längeren Zeitraum zu begleiten, um Nachhaltigkeit zu erreichen.

Damals und heute

Die Stärke der heutigen Medizin liegt ganz einfach woanders. Als die moderne, wissenschaftliche Medizin aufkam, waren die Hauptprobleme der Menschen Infektionskrankheiten und akute Geschehnisse wie Verletzungen durch Unfälle und eine damit verbundene recht hohe Sterblichkeit. Durch den Einsatz moderner Medikamente wie Antibiotika und durch den Fortschritt in Anästhesie und Operationstechniken gelangen hier Durchbrüche wie nie zuvor in der Medizingeschichte. Natürlich kam es zum Siegeszug der sogenannten wissenschaftlichen Medizin. Auch ich würde mich im Akutfall jederzeit in eine moderne Klinik begeben. Dass altbewährte Methoden und Heilmittel in den Hintergrund gedrängt wurden, ist anhand der beeindruckenden Erfolge normal und verständlich. Man ging einfach davon aus, dass diese Erfolgsgeschichte auf alle Krankheiten übertragbar war.

Damit ergab sich aber auch eine Änderung im Denken der Menschen: Es ging fortan kaum noch darum, gesund zu bleiben, sondern man ging zum Arzt, wenn der Schuh drückte, und ließ sich „reparieren". Dies hat sich bis heute so gehalten. Es wird zwar heutzutage viel von Prävention und Prophylaxe gesprochen, und der zunehmende Druck auf unser Gesundheitssystem durch chronische Erkrankungen rückt diese Gesichtspunkte der Medizin wieder mehr in den Fokus. Aber meist setzen wir auch hier nicht mit gesundheitsfördernden Maßnahmen und Lebensbedingungen an, sondern versuchen vielmehr, Erkrankungen oder die Neigung dazu früh zu erkennen und zu behandeln.

Der Fokus bleibt also auf Krankheit anstatt Gesundheit. Auch eine frühe Behandlung ist und bleibt Behandlung.

Echte Prävention setzt vorher an und erfordert Handlung durch den Menschen selbst, aber auch durch Maßnahmen, die eine gesunde Lebensführung ermöglichen, z. B. durch die Sicherstellung der Qualität unserer Nahrungsmittel oder zumindest durch echte Transparenz in vielen Angelegenheiten. Es ist also hauptsächlich wieder Deine Eigenverantwortung gefragt.

Mathematik und Gesundheit

Ein weiterer Hinderungsgrund, dass sich ganzheitliche Methoden durchsetzen, ist wie bereits angesprochen die Forderung nach evidenzbasierter Medizin. An sich zuerst einmal nichts Schlechtes, hat sich doch diese Methode bei einer auf Wirkstoff und Einzelmaßnahmen zentrierten Medizin auch bewährt. Es ist gut, dass die heute üblichen Leitlinien aufgrund möglichst starker Evidenz Handlungsempfehlungen geben. Doch sollten wir aufpassen, auch hier nicht im Tunnelblick zu landen und dogmatisch zu werden.

> Der Goldstandard und höchste Evidenzgrad ist die doppelblinde, randomisierte Studie.

Aber ein statistisch signifikantes Ergebnis bildet nicht die Wirklichkeit ab, sondern gibt lediglich eine Richtung vor, indem es eine (oft gering) höhere Wahrscheinlichkeit aufzeigt, dass eine Methode erfolgreicher ist als eine andere. Genau darauf beruhen in der evidence based medicine dann die Empfehlungen für alle Patienten.

Da wir Menschen aber nun mal nicht den mathematischen Gesetzen gehorchen und nicht wie im Newton'schen Weltbild beschrieben lediglich komplexe Maschinen sind, funktioniert dies eben nur sehr bedingt und niemals für alle Menschen in allen Situationen. Auch darf man die Finanzierung solcher Studien durchaus kritisch betrachten. Aber dazu wurde schon viel geschrieben, und hier soll es darum sicher nicht gehen.

Vor allem für komplexere Ansätze jedoch, wie wir sie in der Naturheilkunde und der ganzheitlichen Medizin finden, funktionieren diese Methoden logischerweise nicht, auch wenn sie immer wieder gefordert werden. Wir können zwar einzelne Substanzen auf diese Weise gegeneinander oder gegen Placebo testen, da aber der grundsätzliche Ansatz ja bereits auf dem Zusammenspiel vieler Faktoren beruht, macht das wenig Sinn. Dennoch bietet es zunehmend Bestätigung für die Wirksamkeit einzelner Substanzen wie z.B. Vitamin D, auch wenn wir letztlich nach anderen Methoden suchen sollten, ganzheitliche Ansätze zu evaluieren.

Keine Studie oder kein Ergebnis bedeutet eben nicht automatisch, dass der Ansatz wirkungslos oder gar gefährlich ist – wir wissen es schlichtweg nicht.

Hier kommen dann der gesunde Menschenverstand, die eigene Intuition (Tut mir das gut?) und vor allem die Erfahrungsheilkunde zum Tragen. Natürlich muss ich auch weiterhin meinen Verstand nutzten und abwägen, was der potenzielle Schaden sein könnte. Auch Naturheilkunde ist nicht automatisch harmlos.

Also nochmal:

Statistik ist wichtig und gibt uns Orientierung, aber sie darf nicht zur ultimativen und einzigen „Wahrheit“ erhoben werden. Was für 90% der Menschen gut ist, mag für Dich in Deiner momentanen Situation unpassend sein.

Salutogenese – wie entsteht Gesundheit?

„Gesundheit ist weniger ein Zustand als eine Haltung, und sie gedeiht mit der Freude am Leben."

(Thomas von Aquin, 1225–1274, Philosoph und Theologe)

Was wissen wir also darüber hinaus und worauf basiere ich meine Empfehlungen? Um an das vorangegangene Kapitel anzuschließen, in dem wir uns angeschaut haben, warum es nur bedingt sinnvoll ist, Angst zu haben, etwas falsch zu machen, möchte ich hier auf die Voraussetzungen eingehen, aus der Angst in die Handlung und damit in Richtung Gesundheit zu gehen. Vielleicht hast Du schon mal den Begriff Salutogenese gehört.

Salutogenese bezeichnet die Lehre der Gesundheitsentstehung – im Gegensatz zur sonst üblichen Pathogenese, der Lehre der Krankheitsentstehung.

Die dabei gewonnenen Erkenntnisse dienen als Grundlage für Entstehung und Erhaltung von Gesundheit.

Das Modell der Salutogenese wurde in den 1980er-Jahren von Aaron Antonovsky entwickelt. Er beschreibt damit, was ein Mensch braucht, um einem (negativen) Einfluss zu begegnen und dabei gesund zu bleiben. Wichtig ist, dass es sich nach seiner Definition bei Gesundheit nicht um einen Zustand, sondern um einen fortwährenden Prozess handelt, bei dem es um die Wechselwirkung von Schutzfaktoren und schädlichen Einflüssen geht. Er war der Frage nachgegangen, wie Menschen, die die Qualen eines Konzentrationslagers im zweiten Weltkrieg durchgestanden hatten, trotzdem ihre physische und psychische Gesundheit erhalten konnten.

Zusammenfassend kristallisierten sich drei Dinge heraus, die sich auch auf andere Situationen übertragen lassen und heute genauso positiv wirken wie damals:

1. Man muss die Situation, in der man sich befindet, verstehen – z. B. eine Diagnose.

2. Man braucht das Gefühl, etwas tun, etwas bewirken zu können, z. B. ein Therapiekonzept. Aber noch wichtiger ist das Gefühl, selbst zur Heilung beitragen zu können.

3. Man sollte in der Situation möglichst noch einen tieferen Sinn erahnen können, z. B. die Erkrankung als einen Hinweis auf ungesunde Lebensumstände sehen, die es nun endlich zu ändern gilt, oder auch Antworten auf tiefgreifende, spirituelle Sinnfragen zu finden.

Salutogenese

1. Verstehbarkeit - ich verstehe, was gerade passiert
2. Machbarkeit - ich bin der Lage, positiv auf die Situation einwirken zu können
3. Sinnhaftigkeit - ich kann das Problem in einem größeren Zusammenhang sehen

Wenn es gelingt, diese drei Punkte erfüllen bzw. für sich beantworten zu können, entsteht ein Gefühl von Kohärenz, also dem Gegenteil von chancenlosem Ausgeliefertsein und Hoffnungslosigkeit, die ich immer wieder bei Patienten beobachte.

> Eine gesundheitsfördernde Haltung wird also bedingt durch das Gefühl von Verstehbarkeit, Machbarkeit und Sinnhaftigkeit.

Und genau darum ist es in meinen Augen so wichtig, das Ruder selbst in die Hand zu nehmen bzw. es gar nicht erst aus der Hand zu geben, sich umfassend zu informieren und abzuwägen: Was kann ich gerade tun, wo kann ich mir Hilfe holen? Dabei sollten auch spirituelle und geistig-seelische Aspekte nicht ausgeschlossen werden.

Dass diese salutogenetischen Gesichtspunkte essenziell sind, haben nicht nur Antonovskys Forschungen, sondern auch weitere Studien bestätigt. Die Konzepte wurden inzwischen erweitert. Die Erfahrung zeigt, dass es sich lohnt, diese Fragen zu stellen und für sich zu beantworten.

Auf der Suche nach Antworten auf die Fragen zur Verstehbarkeit und Machbarkeit beim Thema Gesundheit stößt man fast unweigerlich auf die sogenannten Schutz- und Schadfaktoren und ist damit im Prinzip schon mittendrin in der ganzheitlichen Medizin und Prävention. Auch hier wissen wir recht viel. Da ich Dir in den weiteren Kapiteln die Schutzfaktoren, und auch wie Du sie praktisch in Deinen Alltag einbauen kannst, erläutern möchte, zeige ich Dir hier einiges auf, was wir heute über Schadfaktoren wissen und wie viel sich an den fundamentalen Säulen Ernährung, Schlaf, Bewegung und Umwelteinflüsse in den letzten paar Generationen verändert hat.

Sitzen ist das neue Rauchen

Diesen Satz hast Du mit Sicherheit schon gehört. Eigentlich bräuchte ich dazu wahrscheinlich gar nichts zu schreiben, denn ich glaube, das ist inzwischen in allen Köpfen angekommen. Ob es letztlich dazu führt, dass sich die Menschen tatsächlich auch mehr bewegen, steht natürlich auf einem ganz anderen Blatt. Anregungen findest Du in diesem Buch auf jeden Fall.

Warum ist Bewegung so wichtig und was wissen wir dazu?

Eines ist klar, evolutionsbiologisch war der Tagesabauf von uns Menschen immer von Bewegung geprägt. Wer still saß, hatte nichts zu essen und wurde gefressen.

> So legten unsere Vorfahren meist Strecken von über 20km täglich zurück - heute liegt der Durchschnitt bei Büroarbeitern bei 1km!

Noch bis vor drei Generationen waren die meisten Menschen ständig körperlich aktiv, zugegeben nicht immer auf eine gesunde Art, was dann wieder andere Probleme nach sich zog, aber generell in Bewegung.

Erst seit der Entstehung neuer Berufsfelder, in denen die Tätigkeiten vorwiegend mit dem Kopf durchgeführt werden, änderte sich dies drastisch. Viele Menschen sitzen täglich acht bis zehn Stunden am Schreibtisch, dazu kommt noch die Anfahrt zum Arbeitsplatz. Selbst zu Hause sitzen wir vorwiegend - am Esstisch, auf der Couch vorm TV oder am Smartphone.

Dies betrifft auch Kinder in zunehmendem Maß. Der Durchschnittsdeutsche bewegt sich heute wengier als eine Stunde täglich! Und ich spreche hier nicht von Sport.

Auch ich sitze, während ich jetzt hier schreibe, bereits seit Stunden auf der Stelle, aber da mir das bewusst ist, stehe ich stündlich wenigstens kurz auf und mache etwas anderes (Wäsche, Garten, Toilette, Drucker ...) und werde gleich noch die Abendsonne bei einem zügigen Waldspaziergang genießen. Unser Körper und unser Stoffwechsel sind auf Bewegung ausgelegt, wir sind nicht zum Stillsitzen gemacht. Die Auswirkungen sehen wir ganz direkt in einer Zunahme von Übergewicht und Rückenbeschwerden, aber inzwischen wissen wir auch um die indirekten Auswirkungen, z. B. auf die Psyche oder auf Herz-Kreislauf-Erkrankungen.

> Laut einer britischen Studie über einen Zeitraum von 20 Jahren sterben hochgerechnet jährlich 5,3 Millionen Menschen an Bewegungsmangel. Das sind mehr als an Rauchen und vielen anderen Problemen, die uns Angst machen.
> The good news is: Du hast es in der Hand!

Sport ist nicht einfach ein Hobby, und Du musst auch nicht gleich Marathon laufen. Bewegung hat einen Einfluss auf unseren Stoffwechsel, unseren Hormonhaushalt, den Säure-Basen-Haushalt, die Verdauung und Darmflora und auch direkt auf unser psychisches Wohlbefinden.

Gestörter Schlaf

Ebenfalls meist völlig unterschätzt ist der Einfluss von gutem, erholsamem Schlaf in gesundem Maß. Kaum einer meiner Patienten berichtet mir, dass er wunderbar ein- und durchschläft und am nächsten Morgen erfrischt und erholt aufwacht.

Im Gegenteil. Das bestätigen auch die Statistiken aus Deutschland. Hier eignen sich übrigens Statistiken wunderbar, denn wir wollen ja nur wissen, wie es den meisten Menschen in Bezug auf ein bestimmtes Thema geht – eben um eine Orientierung zu erhalten.

Seit 2010 sind laut einer aktuellen Studie die Schlafstörungen bei Berufstätigen im Alter zwischen 35 und 65 Jahren um 66 % angestiegen; damit sind etwa 80 % der Arbeitnehmer betroffen. Hochgerechnet auf die Bevölkerung sind das etwa 34 Millionen Menschen.

> 1,9 Millionen Menschen in Deutschland nehmen nach Angaben der DGSM (Deutsche Gesellschaft für Schlafforschung und Schlafmedizin) regelmäßig Schlafmittel ein.

Dazu muss man wissen,

- dass die Probleme nach Absetzen der Tabletten fast immer zurückkehren, und zwar teilweise noch schlimmer,
- dass je nach Medikament ein Abhängigkeitspotenzial besteht und
- dass auch die Qualität des Schlafes verändert wird, ganz abgesehen von potenziellen Nebenwirkungen.

Schlafmittel sollten also – wenn irgend möglich – nur als kurzfristiges Notpflaster dienen.

Viel besser ist es, Ursachenforschung und -beseitigung zu betreiben. Schaut man sich nun an, wie sich das Verhalten vorm Zubettgehen sowie die Bettgehzeit und Schlafdauer verändert haben, verwundert das nur noch wenig. Der gefühlte Druck durch immer dichter werdende Terminkalender, die allgegenwärtige Präsenz von digitalen Medien, immer spätere Schlafenszeiten ist hoch. Dabei sind viele der Probleme hausgemacht. Nach der Studie der DAK-Gesundheit schauen 83 % direkt vor dem Einschlafen Filme und Serien, die das Gehirn daran hindern, langsam „runterzufahren“. 68 % erledigen abends private und auch dienstliche Angelegenheiten am Laptop oder Smartphone und erwarten dann, dass der Körper und unser Gehirn innerhalb kürzester Zeit in den Ruhemodus wechseln.

Tatsächlich konnte und kann man beobachten, dass die Schlafdauer mit der Einführung von Elektrizität zurückgeht. Also bereits zwischen den Jahren 1900 und 2000 hat sich in Deutschland die Schlafmenge pro Nacht von ca. neun auf sieben Stunden reduziert.

Das Klingeln des Weckers ist für die meisten Menschen eine böse Überraschung und reißt uns oft viel zu früh aus einer Tiefschlafphase heraus.

Jeder, der schon einmal schlecht geschlafen hat, weiß, welche Auswirkungen das auf unser Wohlbefinden und unsere Leistungsfähigkeit am nächsten Tag hat. Ich frage mich heute noch, wie ich eigentlich die Zeit überlebt habe, als die Kinder klein waren und ich meist mehrfach nachts geweckt wurde. Allerdings wurde das durch Nachtdienste noch getoppt.

Auch hier wissen wir, dass Schichtdienst und der damit verlorene Schlafrhythmus mit einer Reduktion der Lebenserwartung und erhöhtem Risiko für diverse Erkrankungen verbunden ist.

> Schlafstörungen erhöhen beispielsweise das Risiko für chronische Erkrankungen, aber auch für Depressionen, Angststörungen, Burn-out und Fettleibigkeit mit all ihren negativen Folgen.

Natürlich muss man hier wieder individuell schauen. Es gibt sicher keine Regel oder Schlafmenge, die für jeden gut ist. Wichtig ist jedoch, das Thema nicht gänzlich vom Tisch zu wischen, da erholsamer Schlaf ganz klar mit unserem Wohlbefinden und unserer Gesundheit verknüpft ist.

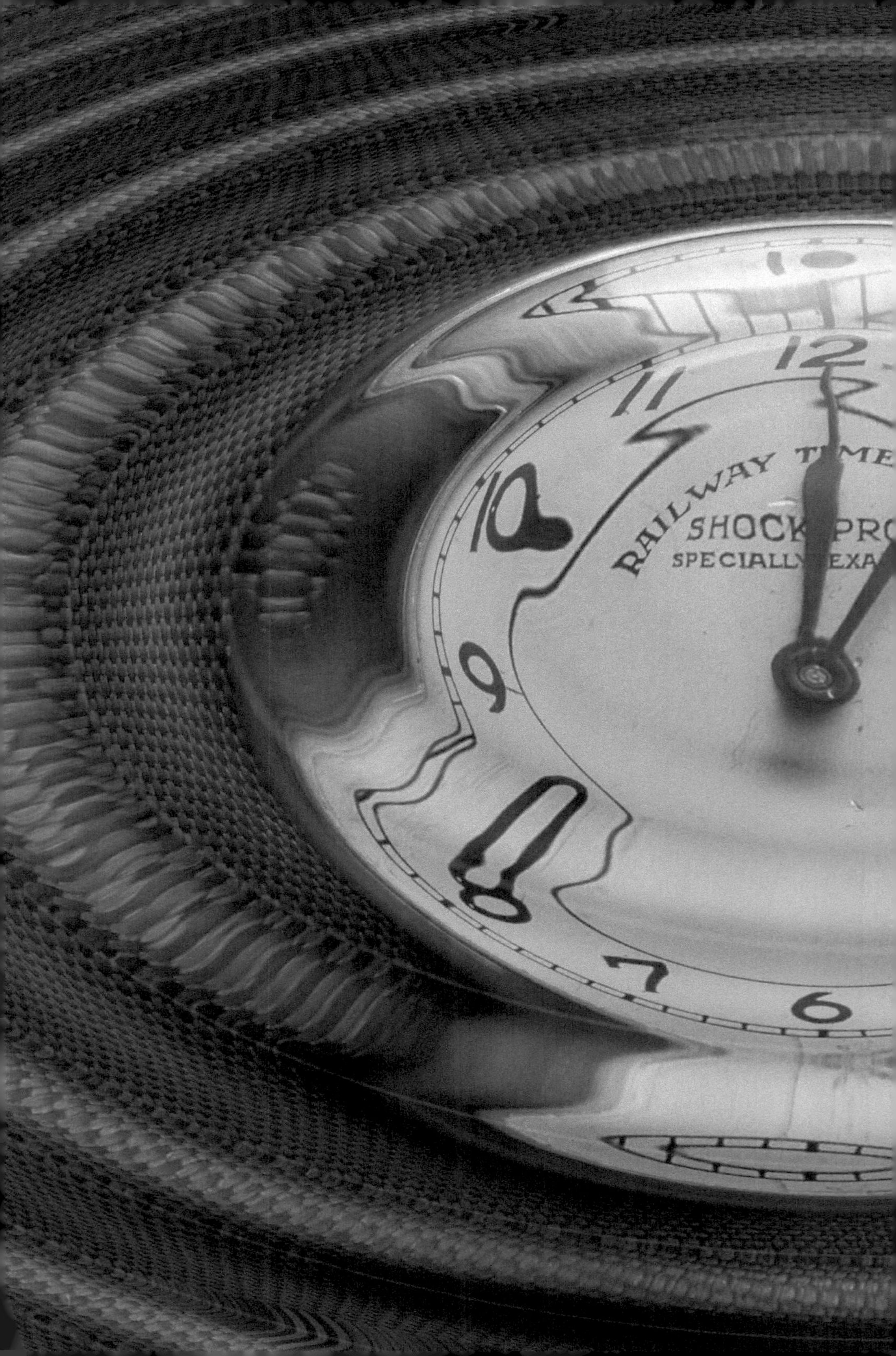
RAILWAY
SHOCK
SPECIALLY

Stress

Dass dauerhafter, negativer Stress uns auf vielen Ebenen krank machen kann, ist vermutlich jedem klar. Auch ohne Nachfrage sagen mir neun von zehn Krebspatienten, dass Stress in ihren Augen ein wesentlicher ursächlicher Faktor war. Ob sich dies letztlich so bestätigen ließe, sei hier mal dahingestellt, aber tatsächlich sind die körperlichen Auswirkungen von Stress inzwischen recht gut erforscht.

Was steht aber hinter dem „Modebegriff", der eigentlich nichts anderes als Druck bedeutet? Das ist komplex und recht individuell. Deshalb möchte ich Stress an dieser Stelle nur als einen wichtigen Schadfaktor erwähnen und in einem eigenen Kapitel gleich im Zusammenhang mit den entsprechenden Gegenmaßnahmen oder Schutzfaktoren ausführlicher behandeln. Da kann ich z. B. auch auf die verschiedenen Reaktionstypen eingehen, ohne dieses Kapitel hier komplett zu sprengen.

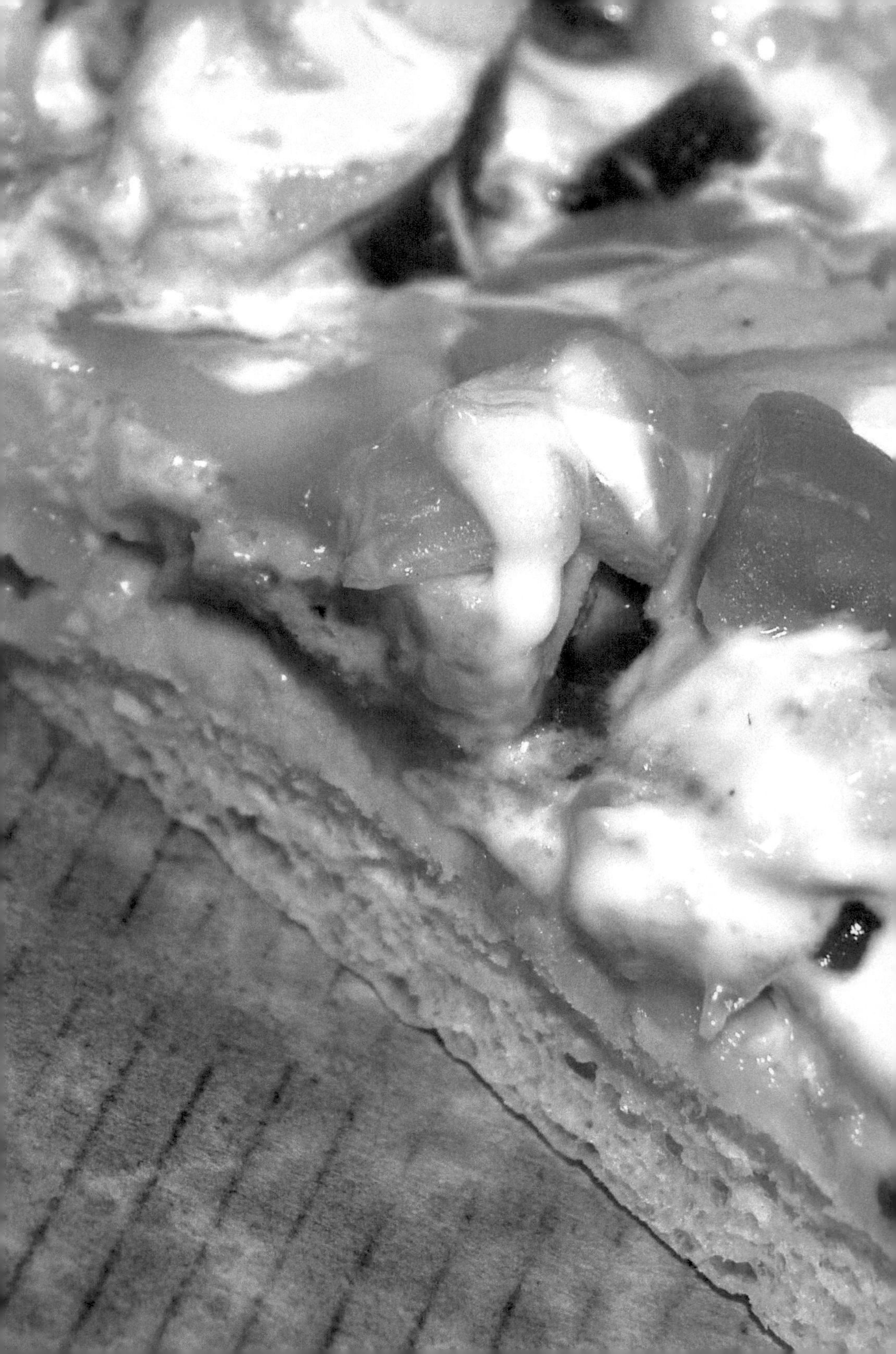

Ernährungsgewohnheiten, Nahrungsmittelzusätze, Umweltgifte und Mikronährstoffgehalt

Es ist wohl unumstritten, dass sich in unserer westlichen Kultur die Ernährungsgewohnheiten in den letzten Jahrzehnten drastisch verändert haben. Das gilt für Essenszeiten, für die Art und Weise, wie die meisten Menschen essen, und vor allem für die Nahrungsmittel selbst. Weder für das Frühstück noch für ein vernünftiges Mittagessen haben die meisten Zeit. Oft ist es lediglich eine Kleinigkeit vom Bäcker on the go oder am Schreibtisch. Dafür gibt es dann meist erst recht spät abends, nachdem alle anderen Aktivitäten erledigt sind, die warme Hauptmahlzeit mit der Familie, wenn überhaupt.

Begonnen hat diese Veränderung zwar schon früher, aber spätestens seit dem Aufschwung nach dem 2. Weltkrieg kamen Convenience Food und vermehrt industriell hergestellte Nahrungsmittel auch auf unseren Esstischen an. Während es noch in der Generation meiner Großeltern – zumindest auf dem Land, aber teilweise auch in den Städten – völlig normal war, einen Garten zu bewirtschaften und eventuell noch ein paar Tiere zum Zwecke der Ernährung zu halten, war dies danach regelrecht verpönt. Essen kauft man im Supermarkt.

Natürlich hat das Vorteile. Aber eben auch Nachteile, die wir immer deutlicher zu spüren bekommen – wenn wir denn überhaupt hinschauen möchten. Der in meinen Augen größte Nachteil, wenn wir die Nahrungsmittelherstellung „auslagern“, ist die fehlende Transparenz. Wir wissen nicht mehr wirklich, was wir da in der Verpackung kaufen, wo und aus welchen Zutaten es hergestellt wird und wie die Rohstoffe gewachsen sind.

Im Falle von tierischen Produkten ist das noch schlimmer, weil uns die schöne Verpackung gänzlich über die grausamen Methoden der Massentierhaltung hinwegsehen lässt. Auch die Verpackungen selbst stellen durchaus ein Problem dar, so finden wir z. B. hormonell wirksame Substanzen in vielen Plastikverpackungen und können diese natürlich auch im Lebensmittel nachweisen.

Ich kaufe auch den größten Teil meiner Lebensmittel im Supermarkt, finde es aber mit zunehmendem Wissen immer schwieriger. Ich habe mir darüber früher nie Gedanken gemacht. Es ging mir gut, ich war gesund und hatte in meiner Kindheit und Jugend reichlich Fertigpizza und -soßen, Süßigkeiten, Fruchtjoghurts, Burger & Co verzehrt. Das war normal, alle haben es so gemacht.

Heute bin ich sehr dankbar, dass ich trotzdem auch noch erleben durfte, wie man richtig kocht, Gemüse und Obst aus dem Garten verarbeitet und wie viel Arbeit in „echter“ Nahrung steckt. Ich werde nie vergessen, wie schön es war, nach der Schule schon von Weitem das leckere Mittagessen bei meiner Oma zu riechen und dann gemeinsam am Tisch zu sitzen und beim Genuss von bodenständigem Essen gemütlich vom Tag erzählen zu können.

Der Sinn hinter diesem Aufwand erschloss sich mir allerdings erst wirklich, als meine Kinder klein waren. Abgesehen davon, dass ich ihnen selbst gekochte Mahlzeiten servieren wollte, weil ich es selbst so erlebt hatte, die man in Ruhe gemeinsam verspeist, musste ich recht schnell erleben, was moderne „Nahrungsmittel“ aus dem Supermarkt anrichten können. Auch dafür bin ich heute dankbar.

Ich habe nie die winzig gedruckte Inhaltsangabe gelesen, sondern bin einfach davon ausgegangen, dass ich das kaufe, was draufsteht, und zwar nur das. Also z. B. Fruchtjoghurt ist Joghurt plus Frucht. Pustekuchen! Zumindest in den meisten Fällen.

Ich habe begonnen, Inhaltsangaben zu lesen, weil ich beobachten konnte, dass meine älteste Tochter nach bestimmten Lebensmitteln plötzlich voll aufdrehte und teilweise richtig aggressiv wurde. Zuerst hatte ich es nicht mit Lebensmitteln in Verbindung gebracht, irgendwann ließ sich aber ein Zusammenhang nicht mehr leugnen. Dieser bestätigte sich dann auch nach Recherche der reichlichen Zusatzstoffe. Bei der Großen waren es vor allem Geschmacksverstärker und Süßstoffe, die zu diesem Verhalten führten. Der Mittlere lutschte mit neun Monaten auf einer grellblauen Gummischlange herum, die jemand zum Geburtstag der Schwester mitgebracht hatte, und war (ich habe Zeugen) innerhalb von Minuten komplett durch den Wind. Bei der Jüngsten kam es nach dem dritten Schüsselchen Vanillejoghurt dazu, dass sie ihren Kopf auf die Tischplatte ihres Hochstuhls schlug – nach etwas Recherche fand ich tatsächlich, dass einer der zugesetzten Farbstoffe „headbanging in small children" verursachen konnte.

Zugegeben, ich war vielleicht naiv und die Kinder waren klein, aber warum erfahren wir darüber nichts?

Letztlich bleibt wieder nur: Eigenverantwortung!

Ich war ehrlich gesagt schockiert, wie weit verbreitet diese Dinge in unseren Nahrungsmitteln sind, auch wenn wir nicht die typischen Fertiggerichte kaufen. Besonders frustriert war ich, als ich damals in Australien in einem riesigen Regal mit Sojasauce nicht eine einzige entdecken konnte, der nicht der potenziell krebserregende braune Karamellfarbstoff zugesetzt war. Ist Sojasauce nicht ohnehin braun?

Vor allem aber wurde mir klar, wie leicht man die Zusammenhänge übersieht und gerade Kinder, die ja aufgrund ihrer geringeren Masse schnell deutlich „mehr“ dieser Zusatzstoffe im Körper haben, in Schubladen steckt oder für ihr Verhalten noch tadelt. Selbst bei körperlichen Beschwerden ist Ernährung in der Regel nicht das Erste, auf das man schaut. Allerdings ist dieses Problem durchaus schon lange bekannt. Seit der Einführung dieser Stoffe in den 1950er-Jahren hat sich die Menge und Anzahl der verschiedenen Lebensmittelzusätze vervielfacht und ebenso ist der Anteil der Supermarktprodukte in unserer Ernährung von damals um ca. 20% auf über 80% nach oben geschnellt. Immer wieder wurden und werden negative Folgen aufgezeigt, von Appetitsteigerung, Nervenschäden über die Förderung von chronischen Erkrankungen bis hin zu Verhaltensstörungen. Als in den 1980er-Jahren 800 New Yorker Schulen Zusatzstoffe in ihrem Kantinenessen für einen Zeitraum von vier Jahren weitgehend verbannten, reduzierte sich der Anteil der Kinder mit Lernstörung von 12% auf 5%. Ähnliches zeigen viele andere Studien. Es besteht nur leider wenig Interesse, dem Beachtung zu schenken. Die Informationen werden sogar immer wieder in der Öffentlichkeit heruntergespielt oder angeblich widerlegt.

Ein ähnliches Problem in der industriell und auf Masse ausgerichteten Nahrungsmittelproduktion sind Stoffe wie Pflanzenschutzmittel, Pestizide, Antibiotika und andere, die bereits vor der Verarbeitung eingesetzt werden. Dazu, wie oben schon erwähnt, Belastungen durch Verpackungsmaterialien direkt und indirekt in Form von Mikroplastik. All das belastet unser System sowie unsere Mitwelt. Ich mag das Wort „Mitwelt“ lieber als Umwelt, weil es deutlicher macht, dass wir ein Teil davon sind.

> Wir sägen leider schon länger an dem Ast, auf dem wir sitzen.

Natürlich gibt es zulässige und unzulässige Stoffe sowie Dosisobergrenzen. Allerdings werden bei den entsprechenden Untersuchungen kumulative Effekte, Potenzierung durch verschiedene Stoffe aufs Mal, individuelle Verstoffwechselung sowie indirekte Effekte (z. B. auf unsere Darmflora) weitgehend außer Acht gelassen, da sie sehr komplex sind. Es liegt also an uns als Verbraucher, hinzuschauen, uns zu informieren und selbst zu entscheiden, ob wir unserem Körper unnötige und potenziell schädliche Zusatzstoffe zufügen wollen. Im Übrigen gilt dies natürlich auch für Kosmetik – im Ayurveda sagt man, dass nur auf die Haut sollte, was man auch essen kann.

Als ob das noch nicht genug wäre, wissen wir heute auch, dass die Lebensmittel an sich nicht mehr den gleichen Gehalt an Mikronährstoffen aufweisen wie früher. Wir sind zwar von der Masse und Auswahl her so gut versorgt wie nie, aber was Vitamine, Mineralien, Spurenelemente, essenzielle Fettsäuren und sekundäre Pflanzenstoffe angeht, sieht es leider anders aus. Die Meere sind überfischt, was wir herausholen ist oft verseucht mit Schwermetallen und Mikroplastik, die Fleischzusammensetzung unter Silagefütterung entspricht nicht mehr der einer Weidehaltung, ganz zu schweigen von Medikamentenrückständen.

Die Böden sind durch lange und intensive Landwirtschaft verdichtet, „totgespritzt“ und enthalten nicht mehr die Diversität an Kleinstlebewesen und Mikronährstoffen. Da hilft auch Düngen nur bedingt. Früchte und Gemüse werden unreif geerntet, um den langen Transportweg ins Supermarktregal zu überstehen. Gemüse wird teilweise in riesigen Gewächshäusern auf Mineralwolle gezogen – da ist dann nur das drin, was oben manell hinzugefügt wird. Durch Züchtung wurden Bitterstoffe und mit ihnen auch Nährstoffe entfernt. All das wirkt sich natürlich auf die Qualität unserer Nahrung aus.

Trotz alledem leben wir heute im Schnitt länger als unsere Vorfahren, und die meisten von uns erfreuen sich recht guter Lebensbedingungen. Allerdings sehen wir dabei eine drastische Zunahme an chronischen Erkrankungen – und das in immer jüngeren Jahren. Viele davon sind eindeutig durch unseren modernen Lebensstil und die genannten Faktoren mitbedingt.

Keine Sorge, ich sage nicht: Früher war alles besser! Es gab vielleicht weniger chronische Erkrankungen, aber dafür regelmäßig Hungersnöte, Menschen starben an Infektionen, den Folgen von Kriegen und harter körperlicher Arbeit. Es war nicht besser, aber anders. Vielleicht ist es möglich, heute das Beste aus beiden Welten zu vereinen und damit die optimalen Bedingungen für uns zu schaffen.

Auch bei all den negativen Dingen, die ich nun aufgezählt habe, möchte ich Dich trotzdem wieder anregen, nicht in den Tunnelblick zu verfallen, sondern die Kirche im Dorf zu lassen. Unser Körper verträgt schon einiges.

Es geht mir also nicht darum, Dir einzureden, nie wieder im Supermarkt einzukaufen und alles in der Nahrungsmittelindustrie sei böse. Wir leben nun mal hier und heute. Da es nicht oder nur sehr schwer möglich sein wird, ganz darauf zu verzichten, nutzt es auch nichts, nur noch mit schlechtem Gewissen und Angst davor herumzulaufen. Auch hier musst Du wieder abwägen, wo Du ohne großen Stress auf etwas verzichten kannst und wo eben (jetzt noch) nicht.

> Das Wissen darum ist ein erster Schritt.

Wenn Du nicht weißt, was Du da einkaufst, weißt Du auch nicht, was Du vielleicht verändern möchtest und wo Du gegen Deine Werte lebst. Je mehr Menschen das bewusst wird, desto eher können wir auf Veränderung hoffen und diese direkt bewirken. Wir können mit den Füßen bzw. unserem Kaufverhalten abstimmen. Dabei lasse ich es aber nun auch bewenden, denn hier geht es nur am Rande um die Umstände und mehr um Dich und Deine Gesundheit. Ein gutes und ausführliches Buch zum Thema Einkaufen findest Du im Link in den Ressourcen..

Hast Du überhaupt eine echte Chance, etwas zum Positiven zu verändern?

Auch wenn die Menge an krankmachenden Faktoren sicherlich zugenommen hat und wir uns nicht allem entziehen können, haben wir in unserer heutigen Welt die Möglichkeit, zumindest weitgehend selbst wählen zu können, wie wir leben. Allem voran hast Du direkten Einfluss auf Deine Gedanken und Deine Reaktion auf die Faktoren, die Du nicht ändern kannst. Dazu später mehr.

Es gibt viele Fallberichte, dass Veränderung zum Positiven selbst bei fortgeschrittenen Erkrankungen entgegen aller Prognosen möglich ist. Dein Körper mag sich solide anfühlen, doch auch wenn es kaum vorstellbar erscheint, unterliegen unsere Zellen und damit unsere Organe allesamt einem ständigen Wandel. Schau Dir z. B. an, was unser Körper bei der Wundheilung leistet. Auch wenn wir es nicht schaffen, einen neuen Arm wachsen zu lassen, wie Seestern oder Axolotl, gehen pro Sekunde 10–50 Millionen Zellen zugrunde und werden neu gebildet.

> Vereinfacht gesagt: Du hast alle zehn Jahre einen komplett neuen Körper. Hierin liegt ein unglaubliches Potenzial.

Ich würde sagen: Nutzen wir es, indem wir dafür sorgen, dass die Schutzfaktoren überwiegen und wir möglichst freudvolle Gedanken und gesunde Zellen produzieren.

Deine Handlung:

 **Weiterlesen**

Du bist keine Statistik – Exkurs in die ayurvedische Medizin

„So wie die Hitze dem Feuer und das Flüssige dem Wasser, so ist der Ayurveda dem Menschen im Innersten zutiefst vertraut.“

(aus der „Charaka Samhita“)

Wie schon in den vorherigen Kapiteln erwähnt, greifen die allermeisten Ansätze zwar bei einem Teil der Menschen hervorragend, bei anderen aber zeigen sie keine Wirkung. Außerdem brauchen wir uns nur das reale Leben anzuschauen. Wie viele Menschen gibt es, die eben nicht in das übliche Schema passen und z. B. eine fortgeschrittene Krebsdiagnose entgegen jeder statistischen Prognose überleben. Genauso sehen wir im Umkehrschluss aber leider auch Fälle, die auf der anderen Seite aus der wohlbekannten Gauß-Kurve der Statistik „herausfallen“ und wesentlich schlimmere Verläufe haben als die meisten Menschen. Unser individuelles Leben ist eben nur bedingt durch Statistik darstellbar.

> In den Augen der evidenzbasierten Medizin muss Wissenschaft jedoch strengen Regeln folgen. Für Vielfalt, Flexibilität oder gar Individualität gibt es hier nicht viel Raum.

Natürlich geben uns diese Daten eine Orientierung – „So ist es für die meisten" – aber dadurch wird es nicht allgemeingültig und darf keinesfalls zur „Wahrheit" bzw. zur einzigen Möglichkeit erhoben werden, denn das ist nicht Sinn und Zweck von Statistik. Leider übersehen wir das häufig, obwohl niemand ernsthaft behaupten würde, dass wir alle genau gleich sind.

Wir unterscheiden uns nicht nur rein optisch aufgrund unserer geografischen Herkunft, sondern auch anhand des Erbguts, das uns durch unsere Vorfahren mitgegeben wurde, durch deren Erfahrungen und durch unsere eigenen biochemischen Prozesse im Körper, unser Geschlecht, unsere Veranlagungen, Lebensumstände, unsere Beziehungen, unsere Stressresistenz ... Es gibt keine zwei identischen Menschen auf unserem Planeten. Nicht einmal eineiige Zwillinge sind 100% identisch, sie teilen lediglich die gleiche DNA; und wie die Epigenetik zeigt, hat selbst das Erbgut nur einen relativ geringen Anteil daran, wie wir uns letztlich entwickeln.

> Was macht also Dich als Mensch mit Körper, Geist und Seele aus?
> Welche Bedürfnisse hast Du?
> Welche Wünsche und Träume?
> Wo möchtest Du hin mit diesem Leben?
> Fühlst Du Dich als Teil eines größeren Ganzen oder mehr wie eine Insel?
> Wie geht es Dir gerade jetzt in diesem Augenblick körperlich und emotional?
> Wie definierst Du Gesundheit für Dich?

Wenn Du diese Fragen betrachtest, merkst Du ganz schnell, dass die Antworten darauf durch nichts und niemanden im Außen gegeben werden können. Und dass vermutlich kaum jemand mit Dir in all diesen wesentlichen Punkten übereinstimmen wird. Dabei ist es immens wichtig, dass wir alle uns wieder mehr solche Fragen stellen. Denn sie sind der erste Schritt zu einem selbstbestimmten und an Deine Bedürfnisse angepassten Leben. Und doch versuchen wir immer wieder, alle Menschen über einen Kamm zu scheren. Auch ich tue das in diesem Buch immer wieder, denn ich kann nicht für jeden Einzelnen schreiben.

Aber ich kann versuchen, wenigstens ein bisschen auf Deine Individualität einzugehen.

Ein wunderbares Verständnis dafür und gleich noch viele nützliche Werkzeuge liefert uns die Weisheit der ayurvedischen Medizin. Zugegeben, wie schon zu Beginn beschrieben: Es ist für unsere westlich vorgebildeten Köpfe initial vielleicht nicht ganz leicht, uns an ein so fremdes Denksystem zu adaptieren. Ich erinnere mich noch gut daran, wie ich quasi durch Zufall in meiner ersten Ayurveda-Ausbildung saß. Mein Alltag war geprägt von der klar strukturierten und – wie ich damals, frisch von der Uni, noch überzeugt war – rational wissenschaftlichen Medizin, und dann sollte ich mich auf einmal auf Elementarenergien einlassen. Aber da ich mich dann doch recht schnell in den diversen Konstitutionstypen wiedergefunden hatte, war ich sozusagen „hooked" und bin es, wie Du siehst, heute noch.

Deshalb und weil ich bei meinen Tipps später im Buch immer wieder darauf eingehen und Unterscheidungen treffen werde, möchte ich Dir zunächst eine kleine Einführung in den Ayurveda mit auf den Weg geben.

Wenn Du Dich bisher damit noch gar nicht auseinandergesetzt hast, lass es einfach auf Dich wirken und versuche es vielleicht eher zu erfühlen, als zu verstehen.

Keine Sorge, Du hast nicht, ohne es zu wissen, ein Ayurveda-Buch gekauft. Es bleibt bei dem Kapitel und kurzen Verweisen auf individuelle Unterschiede im Verlauf des Buches. In meinem Podcast und in anderen Büchern diverser Autoren kannst Du auch jederzeit tiefer einsteigen.

Ayurveda

„Gutes und schlechtes Leben, glückliches und unglückliches Leben, das, was dem Leben zu- bzw. abträglich ist, das Maß des Lebens und seiner Komponenten und das Leben selbst – wo all das erklärt wird, das nennt man Ayurveda."

(aus der „Charaka Samhita")

Ayurveda bedeutet übersetzt das Wissen vom Leben. Der Legende nach wurde es vor Tausenden von Jahren von weisen Männern im alten Indien, den Rishis, „gesehen", also quasi herbeimeditiert. Wahrscheinlicher ist aber, dass es sich schlicht um eine gut aufgearbeitete Erfahrungsheilkunde handelt, die zunächst mündlich und seit ca. 3000 Jahren schriftlich überliefert wird.

Warum aber sollten wir uns die uralten Lehren aus einem fernen Land anschauen? Tatsächlich bin ich überzeugt, dass auch bei uns ein fundiertes Wissen über Gesundheit bestand, das aber, wenn es denn jemals so gut schriftlich festgehalten wurde, heute traurigerweise nicht mehr greifbar ist. Von daher ist der Ayurveda sozusagen das Nächstbeste. Und während viele der traditionellen Gewürze und Kräuter natürlich asiatischer Herkunft sind, sind die dahinterstehenden Erkenntnisse problemlos unabhängig von Zeit, Ort und kulturellen sowie spirituellen Wurzeln anwendbar. Dabei gibt es viele effektive und durchgreifende Therapien, aber vor allem in der Gesundheitsvorsorge kann die ayurvedische Medizin punkten.

Natürlich ist es aber auch sinnvoll, die Empfehlungen so weit wie möglich an unsere heutigen Bedürfnisse und Gegebenheiten anzupassen und auch die ayurvedische Medizin nicht dogmatisch und ausschließlich anzuwenden. Sie ergänzt vielmehr wunderbar andere Ansätze, die weniger Wert auf Ganzheitlichkeit und Individualität legen, und hilft Dir, selbst aktiv zu sein.

Das Wort für Gesundheit im Ayurveda ist Svastha und bedeutet so viel wie „in sich zu Hause sein". Eine wunderbare Definition, wie ich finde, weshalb ich meinen Podcast danach benannt habe.

Elementarenergien und Body-Mind-Typen

Wie schon angesprochen besteht in der ayurvedischen Lehre das Universum und alles, was sich darin befindet, aus fünf Elementen oder besser Elementarenergien: Erde, Wasser, Feuer, Luft und Raum oder Äther.

Jede diese Energien bringt entsprechend gewisse Qualitäten mit sich, die dann die Eigenschaften des Gegenstands oder Lebewesens ausmachen. Wenn Du darüber nachdenkst oder reinspürst, assoziierst Du wahrscheinlich ähnliche Eigenschaften mit den „Elementen" wie die meisten anderen Menschen.

> Wenn Du magst, schließe bei jedem Element ganz kurz die Augen und stell es Dir mit allen Sinnen vor, dann schau, ob die alten Rishis ähnliche Empfindungen hatten, als sie den Ayurveda ins Leben riefen.
> **Erde** ist schwer und kühl, stabil, träge.
> **Wasser** ist feucht, schwer, kühl, fließend.
> **Feuer** ist natürlich heiß, durchdringend, schnell, aggressiv.
> **Luft** ist leicht, trocken, kühl, beweglich.
> **Äther** ist, na ja ätherisch eben – wenig greifbar, subtil, noch leichter und feinstofflicher und beweglicher als Luft.

Um das Ganze ein bisschen zu vereinfachen und Handlung und Verständnis zu ermöglichen, hat man die Elementarenergien vor allem in der belebten Welt zu den Doshas oder Konstitutionstypen Vata, Pitta und Kapha zusammengefasst. Der englische Begriff Body-Mind Types drückt hier auch gleich die Ganzheitlichkeit mit aus, indem klargestellt wird, dass es sich nicht auf körperliche Eigenschaften allein bezieht.

Die Doshas

- Luft und Äther ergeben Vata,
- Feuer und Wasser Pitta,
- Erde und Wasser Kapha,

Dr. Petra Barron | www.drpe

Bestimme Deine Doshas **VATA**

	< trifft nicht zu					trifft zu >
Ich erledige Dinge rasch	0	1	2	3	4	5
Ich kann mir schlecht Dinge merken und vergesse schnell	0	1	2	3	4	5
Ich kann mich schnell für Dinge begeistern	0	1	2	3	4	5
Ich habe einen leichten Körperbau	0	1	2	3	4	5
Ich lerne schnell	0	1	2	3	4	5

Auszug aus dem Doshatest, siehe Ressourcen oder www.drpetrabarron.de/deine-links-zum-buch

- mit der jeweiligen Kombination der elementaren Eigenschaften.

Damit haben sie folgende Eigenschaften:

- Vata ist damit vor allem leicht, subtil, beweglich, kühl, trocken und rau.
- Pitta ist vorwiegend heiß, feurig, leicht ölig, schnell und von klarem Verstand und durchdringend bis aggressiv.
- Kapha vereint in sich die Eigenschaften schwer, kalt, zäh, fließend, stabil und treu, aber auch etwas träge.

ELEMENTE UND DOSHAS

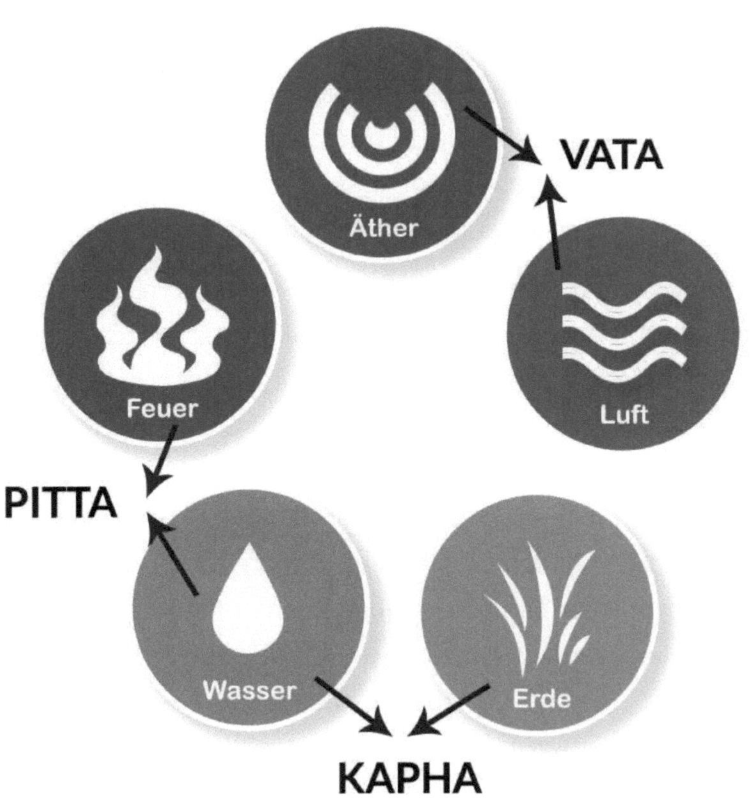

> Aufgrund dieser hinter den Doshas stehenden Elementareigenschaften beschreiben wir auch bestimmte Prinzipien, die dadurch im Menschen bedingt werden:
> Vata – das Bewegungsprinzip
> Pitta – das Transformationsprinzip
> Kapha – das Stabilitätsprinzip

Wir tragen zwar wie gesagt alle sämtliche Doshas und Elemente in uns, aber ein bis zwei sind uns in ausgeprägterer Form in die Wiege gelegt und ändern sich zeitlebens auch höchstens durch einschneidende Ereignisse wie schwere Krankheit oder Trauma.

Das heißt, es gibt selten einen reinen Vata- oder reinen Kapha-Menschen, sondern meistens beschreiben wir z. B. Vata-Pitta- oder Pitta-Kapha-Typen. Hier zeigt sich auch oft, dass es gar nicht so einfach ist, sich selbst einzuordnen, da wir jede „Ecke" von uns kennen und auch die Eigenschaften spüren oder sehen, die nicht unbedingt im Vordergrund stehen. Wir erinnern uns: Jeder hat alle Elemente und damit Doshas in sich, aber wir schauen bei der Konstitution auf das bzw. die vorherrschenden Doshas. Sind diese angeborenen Eigenschaften im individuellen Gleichgewicht, besteht Gesundheit – auf körperlicher, geistiger und seelischer Ebene. Das bedeutet aber auch, dass Gesundheit für jeden Menschen etwas Individuelles ist und es keine Einheitsformel gibt.

Aufgrund der vorherrschenden Doshas sehen wir dann auch verschiedene Charaktereigenschaften und Menschentypen. Wie bei mir damals erlebe ich auch bei meinen Patienten häufig, dass durch das Wissen darum plötzlich Akzeptanz für die eigenen Besonderheiten wächst und es leichter fällt, damit zu leben und sie in Stärken umzuwandeln.

Mit dem Vorbehalt, dass wir immer auch die Eigenschaften der anderen Doshas in uns tragen, schau mal, ob Dir hier etwas bekannt vorkommt:

Vata-Menschen sind – wenn ausgeglichen – sehr anpassungsfähig und lernen rasch. Sie begeistern sich schnell für neue Ideen und haben eine Menge Fantasie. Sie sind kreativ und man kann viel Spaß mit ihnen haben. Allerdings tendieren sie dazu, etwas chaotisch und unorganisiert zu sein, und so schnell sie sich für Neues öffnen, so schnell ist es auch wieder vergessen und macht Platz für das nächste Neue.

Pitta-Feuer sorgt für Klarheit und Intelligenz. Pitta-Typen sind meist gute Führungspersönlichkeiten und stehen auch gern vorn. So neigen sie zu kompetitiven Sportarten und streben nach Erfolg. Allerdings fehlt hier und da etwas Empathie, und ihre Zielstrebigkeit kann extreme Formen bis hin zu Fanatismus annehmen.

Kapha bewirkt Stabilität nicht nur auf körperlicher Ebene. Ein ausgeglichener Kapha-Typ ist warmherzig, liebevoll und fürsorglich, sagt selten Nein, wenn seine Hilfe benötigt wird. Er schätzt schöne Dinge und Luxus. Kippt die Balance, kann dies allerdings zu Gier, Schmollen und eifersüchtigem Klammern umschlagen.

Wenn Du magst, versuche auch mehr über Deine Dosha-Verteilung herauszufinden, indem Du für Dich **den Doshatest** durchgehst. Du findest ihn in den Ressourcen - aber bitte nimm diese Selbsteinschätzung mit einer Prise Salz. Wir kennen uns selbst so gut, dass es oft gar nicht so einfach ist, die dominanten Doshas festzulegen.

Entsprechend unserer Konstitution reagieren wir auch unterschiedlich auf Einflüsse von außen:

Ein eher untersetzter, geerdeter Kapha-Mensch darf gerne hin und wieder scharf essen oder mal einen etwas unruhigeren Tag mit viel geistiger wie körperlicher Bewegung verbringen – ob er das von sich aus will, ist eine andere Frage. Ein fetter Schweinebraten mit Knödeln und ein Tag auf der Couch hinterlassen hingegen ein Gefühl von Schwere und erhöhen Kapha weiter.

Ein scharfes Curry kann unter Umständen einen feurigen Pitta in eine etwas zu aggressive Stimmung versetzen oder eine gerade ruhende Akne zum Erblühen bringen.

Ein lebhafter Tag ohne Ruhepausen und regelmäßige Mahlzeiten mag zwar den meisten ohnehin unruhigen Vatas sogar Spaß machen, sorgt aber unter Umständen für Schlafprobleme und ist hier auf Dauer ungesund.

Wirken einseitige Einflüsse zu lange und vermehrt sich ein Dosha aus dem Gleichgewicht hinaus, sind gesundheitliche Probleme die Folge. Je nach Grundkonstitution neigen wir aufgrund der typischen Eigenschaften, die die Doshas bzw. die Elemente mit sich bringen, bei Imbalancen zu entsprechenden Symptomen.

So tendiert ein **Pitta-Typ** aufgrund des vorherrschenden Feuers natürlicherweise zu Entzündungen, Rötungen, Akne, Hautproblemen und Hormonstörungen. Aber auch Burn-out findet sich häufig bei den perfektionistischen Pitta.

Vata-Symptome hängen meist mit Beweglichkeit und Trockenheit zusammen, zum Beispiel der Gelenke im Sinne von Arthrose und Rheuma. Probleme der Nerven und des ZNS wie beim Parkinson-Syndrom und bei Multipler Sklerose, aber auch trockene Haut, z. B. bei Schuppenflechte, lassen sich auf erhöhtes Vata zurückführen, ebenso wie Schlaflosigkeit und Ängste bis hin zur Depression.

Mit erhöhtem **Kapha-Dosha** verbinden wir die heute häufigen Wohlstandsprobleme wie Fettleibigkeit, Diabetes, Arteriosklerose und deren Folgeerscheinungen. Auch hier finden wir Depressionen, die aber anders als bei Vata mit Lethargie und Schwere einhergehen.

Ebenso logisch und einfach kann man mit etwas intuitivem Wissen gegensteuern:

Ein Mensch mit Kapha-Problemen wie Tendenz zu Übergewicht oder Verschleimung kann z. B. auf Leichtigkeit im Leben achten. Das gilt für körperliche und geistige Nahrung, aber es dürfen auch gern ein bisschen Schärfe und Bewegung ins Spiel kommen.

Ein Pitta-Typ sollte an einem heißen Sommertag vielleicht lieber zum kühlenden Kokosgericht greifen oder den Schatten suchen, anstatt mit Pommes und Sangria am Strand zu grillen.

Und Vata tut gut daran, sich eine gute und regelmäßige Entspannungspraxis zuzulegen oder nach einem anstrengenden Tag eine warme Suppe und vielleicht ein schönes Bad zu genießen, anstatt sich mit Toastbrot als Abendessen lebhafte Cartoons im Fernsehen anzuschauen.

Wie jetzt klar sein dürfte, spielen neben inneren auch äußere Einflüsse eine direkte Rolle und wirken auf unsere Dosha-Balance ein. Je besser wir diese Einflüsse kennen und einordnen können, desto einfacher ist es, mit ihnen zu arbeiten oder direkt ausgleichende Schritte einzuleiten.

So sind z. B. der Tag, das Jahr und auch unsere Lebenszeit in Abschnitte unterteilt, die durch die drei verschiedenen Doshas geprägt sind. Entsprechend sollten wir unser Verhalten darauf abstimmen und die jeweiligen Energien nutzen oder zumindest den Einfluss abschwächen.

Tageszeiten

Ungeachtet von Abweichungen wie der Sommer- und Winterzeit kann man den Tag in sechs Intervalle aufteilen:

- 2–6 Uhr Vata-Zeit: Hier kommt es auch häufig zu Schlafstörungen und Gedankenkreisen. Idealerweise sollte man vor 6 Uhr bzw. mit dem Sonnenaufgang aufstehen, um den Schwung und die Beweglichkeit von Vata mit in den Tag zu nehmen.
- 6–10 Uhr Kapha-Zeit: Jeder kennt die Schwere, die sich manchmal durch den ganzen Tag zieht, wenn man am Wochenende lange ausgeschlafen hat.
- 10–14 Uhr Pitta-Zeit: die ideale Zeit für die Hauptmahlzeit des Tages, da das Verdauungsfeuer natürlicherweise hoch ist
- - 14–18 Uhr ist dann wieder Vata-Zeit.
- 18–22 Uhr Kapha-Zeit – und damit eine gute Idee, vor 22 Uhr mit der natürlichen Schwere schlafen zu gehen
- 22–2 Uhr haben wir wieder Pitta-Zeit, und es fällt vielen Menschen schwer, hier zur Ruhe zu kommen.

Jahreszeiten

- Im Frühling ist es Zeit, das über den Winter angesammelte Kapha auszuleiten, und damit die ideale Gelegenheit für eine Frühjahrskur.
- Sommer ist durch die übliche Hitze geprägt von Pitta, während im Herbst zunächst noch das angesammelte Pitta vorherrscht, aber dann mit zunehmend kaltem Wetter und Wind Vata in den Vordergrund rückt.
- Vata bringt uns dann bis in den Winter, wo aber durch die veränderten Lebens- und Essgewohnheiten Kapha zunimmt und der Kreislauf von vorne beginnt.

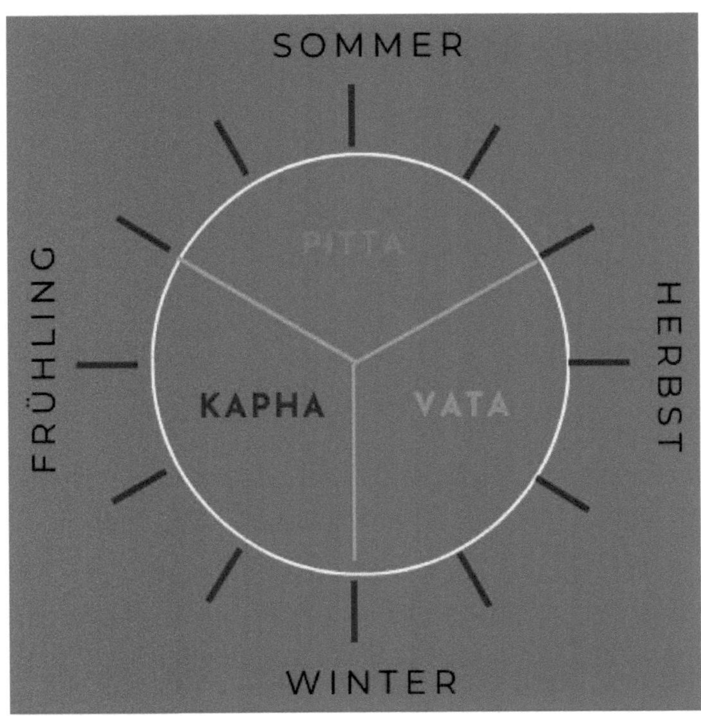

Die Dosha-Uhr mit Tages- und Jahreszeiten

Das ist eine grobe Unterteilung, die natürlich auch Unterschiede zwischen Klimazonen und Erdhalbkugeln aufweist. Aber um hier in Europa den üblichen Lebensalltag ein wenig darauf einzustellen, ist dies völlig ausreichend.

Lebensabschnitte

Auch das menschliche Leben mit seinen Altersabschnitten lässt sich entsprechend einteilen.

Kindheit ist geprägt von Kapha. Wachstum und Stabilität stehen im Vordergrund. In der Lebensmitte herrscht natürlicherweise Pitta vor, um all den Anforderungen von Beruf und Familie gut gewachsen zu sein. Im Alter – bei Frauen meist nach den Wechseljahren – steigt Vata natürlicherweise an und bringt vermehrte Trockenheit, Zerbrechlichkeit und zunehmende Schwäche mit sich.

Dies gilt unabhängig von der persönlichen Grundkonstitution. Allerdings fallen dann die eigenen Doshas entsprechend mehr ins Gewicht:

Ein Pitta-Typ wird vermutlich eher in der Lebensmitte auch zu einem Pitta-Überschuss neigen.

Und ein ohnehin schon etwas fragiler Vata bekommt häufig im Alter und nach den Wechseljahren Probleme mit Trockenheit oder Schlafstörungen und hat vielleicht das Gefühl, dass plötzlich alles zu viel wird.

Je nachdem, wie weit wir uns durch falsche Ernährung, Lebensgewohnheiten, Stress und äußere Einflüsse von unserem Equilibrium entfernt haben, gestaltet sich der Weg zurück zu Gesundheit einfach oder schwierig. Oft ist es erstaunlich, wie wenig nötig ist, um zum vollen Potenzial zu gelangen. Manchmal wiederum ist eine Krankheit schon so weit fortgeschritten, dass der Weg zurück sehr langwierig sein kann oder nur noch Linderung möglich ist. Aber Hilfe und Anleitung zur Selbsthilfe kann die ayurvedische Medizin immer bieten.

Zusammengefasst:

Durch den Ayurveda lernt man sich selbst besser kennen und kann so seine vermeintlichen Schwächen in Stärken umwandeln, anstatt sie zu bekämpfen. Es handelt sich weniger um ein intellektuelles Verstehen einer komplexen Theorie als vielmehr um ein Erspüren oder Begreifen des eigenen Zustands und der Umstände.

Die ayurvedische Medizin hat schon immer alles integriert, was von Nutzen für den Menschen war, und ist an sich nicht dogmatisch. Um dieses Potenzial voll auszunutzen, sind allerdings Dein Wille und Einsatz gefragt. Dafür kann uns die ayurvedische Medizin viele einfache Werkzeuge an die Hand geben. Es ist gut zu wissen, dass ALLES, was der Gesundheit förderlich ist, hilft. Jeder noch so kleine Schritt zählt! Lieber langsam beginnen und dafür hinter neuen Gewohnheiten stehen, die für Dich Sinn ergeben und Dir guttun..

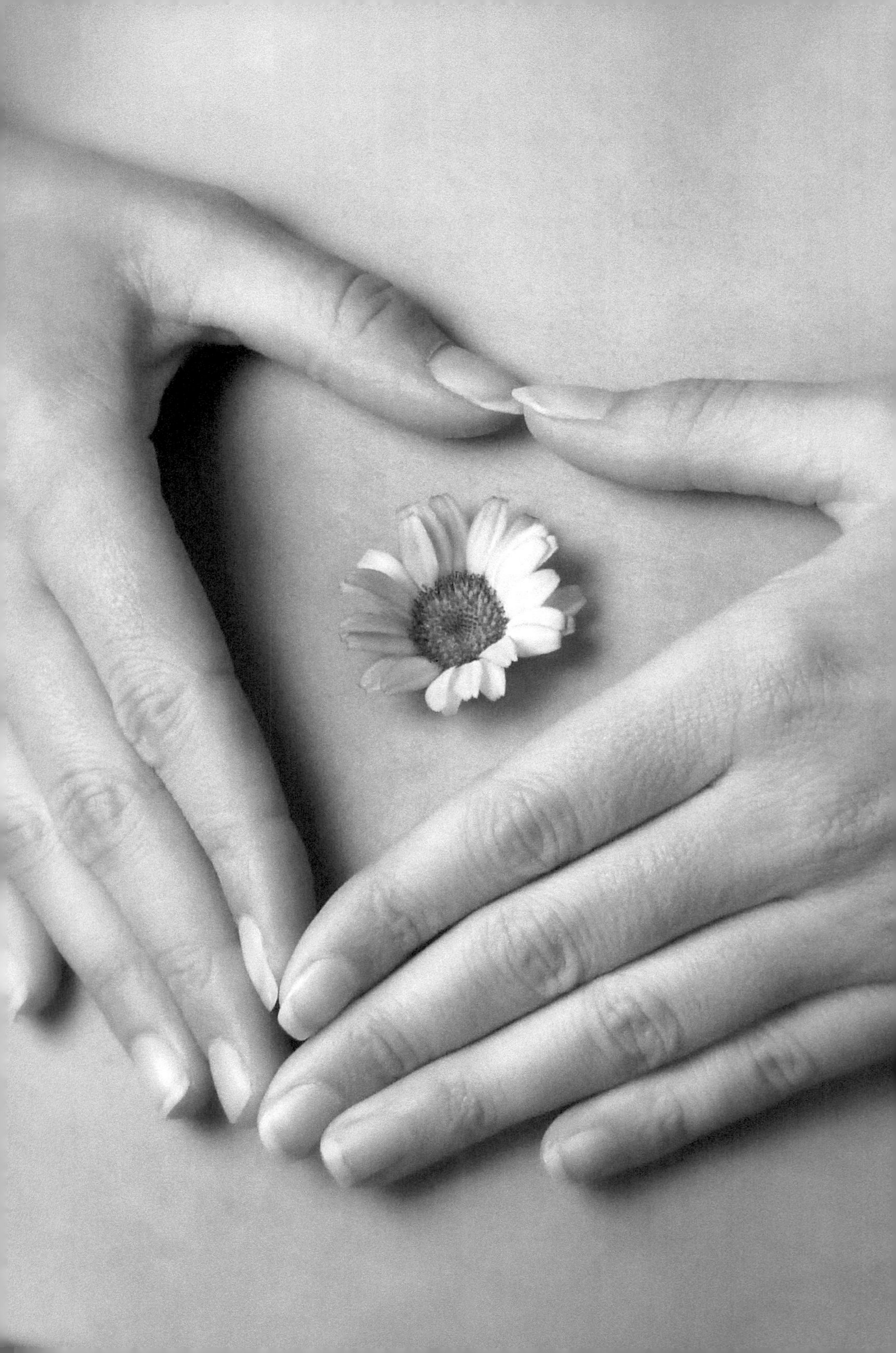

Sorge für Dich

„Die höchste der Arzneien aber ist die Liebe“ -

Paracelsus (1493-1541)

Nachdem ich bereits einiges zu den Schadfaktoren aufgezählt habe, kommen wir jetzt zu den Schutzfaktoren. Dazu können wir uns wie andere zuvor die Lebens- und Ernährungsgewohnheiten von Menschen anschauen, die bei guter Gesundheit sehr alt geworden sind. Es gibt auf der Welt bestimmte Orte, an denen nicht nur einzelne Menschen dies schaffen, sondern auffällig viele. Diese Gebiete bezeichnet man als Blue Zones, die sich interessanterweise vor allem auf Inseln und in Bergtälern befinden. Berühmt dafür ist zum Beispiel die japanische Präfektur Okinawa, wo ca. 40 von 100.000 Einwohnern 100 Jahre alt werden. Zum Vergleich: In Deutschland sind es gerade mal 10.

Die Forscher identifizierten dort verschiedene Faktoren, die eine Schlüsselrolle zu spielen scheinen und sich auch in anderen Blue Zones wiederfinden lassen:

> viel Bewegung und eine kalorienarme Ernährung, die wenig Fleisch und tierische Produkte, stattdessen vor allem Gemüse und Hülsenfrüchte enthält.

Auf der griechischen Insel Ikaria leben etwa zehnmal mehr über 90-Jährige als im europäischen Durchschnitt, ebenso in einigen Bergdörfern im Osten Sardiniens. Auch dort leben die Menschen ein einfaches, stressarmes Leben, geprägt von körperlicher Arbeit, starker familiärer wie sozialer Gemeinschaft. Sie verzehren ebenso frische und unverarbeitete Nahrungsmittel mit einem hohen Anteil von Gemüse und Hülsenfrüchten, worauf die Dir sicher bekannte Empfehlung der mediterranen Kost beruht.

Auch in Vilacamba, einem abgeschiedenen Tal im Süden Ecuadors, wo der Großteil der Bevölkerung über 80 und teilweise deutlich älter ist, erfreuen sich die meisten guter Gesundheit. Die Alten dort treffen sich regelmäßig zum Tanzen und Spielen und haben offensichtlich Freude am Leben. Dabei ist es ein einfaches Leben, reich war dort zumindest früher niemand. Strom erreichte das Dorf erst Ende der 1970er-Jahre. Großen Wert legte man auf zwischenmenschliche Beziehungen und offenes Miteinander. So berichtete 2015 z. B. der 106-jährige Javier Delgado, dass er zwar mit 100 beschlossen habe, seine Arbeit aufzugeben, aber nach wie vor täglich die drei Kilometer zur Weide laufe, um Kräuter für die Tiere zu holen oder um im Fluss zu baden. Auch seine Frau war mit damals 96 noch so fit, dass sie weiterhin Aufgaben im Haushalt erledigte – gemeinsam mit ihrem Mann. Leider hat sich durch die Berühmtheit dort einiges verändert, und durch Zuwanderer, vor allem aus den USA, wurde inzwischen viel kommerzialisiert.

In „modernen“ Gesellschaften finden wir eine Häufung von fitten Alten z. B. im kalifornischen Loma Linda, wo durch die Freikirche der Sieben-ten-Tags-Adventisten die Gesunderhaltung des menschlichen Körpers betont wird und ebenfalls eine vegetarische Ernährung sowie sportliche Betätigung empfohlen werden.

Als ursächlich diskutiert wird natürlich auch die genetische Disposition in der jeweiligen „Gemeinschaft“, aber es gibt definitiv auffällige Parallelen im Lebensstil und vor allem in der Grundzufriedenheit und damit dem Wohlbefinden dieser Menschen.

> Wir haben es vorwiegend mit Menschen zu tun, die zeitlebens Verantwortung für ihre Umstände und ihre Gesundheit übernehmen mussten und sich mit den Gegebenheiten im Rahmen der sozialen Gefüge arrangiert haben.

Ich denke, würde man hier mit salutogenetischen Fragen nachhaken, könnte wohl der Großteil diese positiv für sich beantworten.

Und was sind die Gemeinsamkeiten, aus denen wir möglichst für uns etwas mitnehmen, das wir in unser Leben integrieren können?

Es sind genau die Dinge, die wir regelmäßig als Schutzfaktoren aufgezählt finden:

Leben in den Blue Zones:

- viel Bewegung, vor allem in der Natur und unter Sonnenlicht (Vitamin D und frische, saubere Luft)
- Leben im Rhythmus der Jahreszeiten
- soziale Gemeinschaft, stabile und vor allem wohltuende Beziehungen
- Ernährung
- mit frischen, industriell unverarbeiteten Lebensmitteln aus eigenen Gärten und extensiver Landwirtschaft
- vorwiegend pflanzenbasiert und reich an Kräutern und Hülsenfrüchten
- kein/kaum zugesetzter Zucker
- frisches Wasser
- weitgehender Verzicht auf Genussgifte wie Alkohol und Zigaretten
- und vermutlich (dazu habe ich keine Informationen gefunden) ausreichend erholsamer Schlaf und gute Schlafhygiene, vor allem ohne elektronische Medien

David Frawley, ein zeitgenössischer amerikanischer Ayurveda-Experte, schreibt: „Die Grundregel lautet: Was immer wir selbst tun können, um unsere eigene Gesundheit zu stärken, wirkt besser als das, was andere für uns tun."

Deshalb schauen wir uns im Weiteren an, wie wir diese Dinge auch in unserer Gesellschaft möglichst gut in unser Leben integrieren können.

Vielleicht hast Du für Dich beim Lesen schon erkannt, dass es Bereiche gibt, in denen Du das Gefühl hast, dass bereits alles stimmt. Umgekehrt sind Dir möglicherweise Faktoren aufgefallen, wo es noch deutlich Nachholbedarf gibt.

> Mein Tipp, bevor Du weiterliest: Falls Du es noch nicht getan hast, schau hier nochmals ganz bewusst hin, damit Du nicht einfach über Deine wirklichen Themen hinwegliest, sondern weißt, wo Du etwas mehr umsetzen und worauf Du Deinen Fokus legen willst.

Wenn Du sozusagen bei Null anfängst und das Gefühl hast, mehrere Aspekte in Angriff nehmen zu müssen, dann nimm Dir am besten erst mal den Bereich vor, der am meisten „drückt" und von dem Du glaubst, dass Du am schnellsten etwas verändern kannst. Erstens ist dann die „To-do-Liste" überschaubar und die Wahrscheinlichkeit, dass Du die gewünschte Veränderung schaffst, sehr groß.

Und zweitens schaffst Du damit die Grundlage für weitere Veränderung. Du hast es ja dann schon einmal hinbekommen, und das Wissen „Ich kann das!" verankert sich in Deinem Hirn.

> Lieber langsam und nachhaltig als alles auf einmal, um es dann wieder fallen zu lassen, weil es zu anstrengend ist.

Nutze auch gern nochmals das Tagebuch und das Tool zur Bestandsaufnahme aus den Ressourcen, um Dir ein bewusstes und ehrliches Bild des Ist-Zustands zu machen.

Liste auch Deine Beschwerden auf und bewerte auf einer Skala von 0–10, wie schlimm Du sie erlebst (0 gar nicht, 10 sehr schlimm). Dieses Blatt legst Du danach erst mal zur Seite und wiederholst die Übung frühestens in drei Monaten. Dann kannst Du auch die Skalierungen vergleichen.

Nach der Bestandsaufnahme überlege Dir, wie Du es stattdessen haben möchtest. Wenn Du nicht wirklich weißt, was anders sein soll und warum, ist es auch schwer, neue Gewohnheiten zu schaffen.

„Ein Teil der Heilung war noch immer, geheilt werden zu wollen.“

(Seneca)

Deine Handlungen:

➡ **Hast Du schon Deine Bestandsaufnahme durchgeführt und Deine Vision schriftlich festgehalten?**

➡ **Du findest die Vorlagen hier:**
www.drpetrabarron.de/deine-links-zum-buch

➡ **Liste eventuelle Beschwerden auf und bewerte die Intensität auf einer Skala von 0–10.**
Danach lege das Blatt zur Seite und bewerte frühestens in drei Monaten neu. Danach kannst Du schauen, ob sich etwas verändert hat – vorausgesetzt natürlich, dass Du bis dahin etwas verändert hast.

➡ **Nutze die Anleitung zum Visualisieren, um dir zu überlegen, wie Du Dich in der Zukunft fühlen möchtest und was sich verändert haben soll.**
Wenn sich Deine Vision gut anfühlt, lies sie täglich durch oder sprich sie Dir auf Dein Smartphone, um sie regelmäßig, z. B. beim Einschlafen, anzuhören. Beachte die Regeln in der Anleitung!

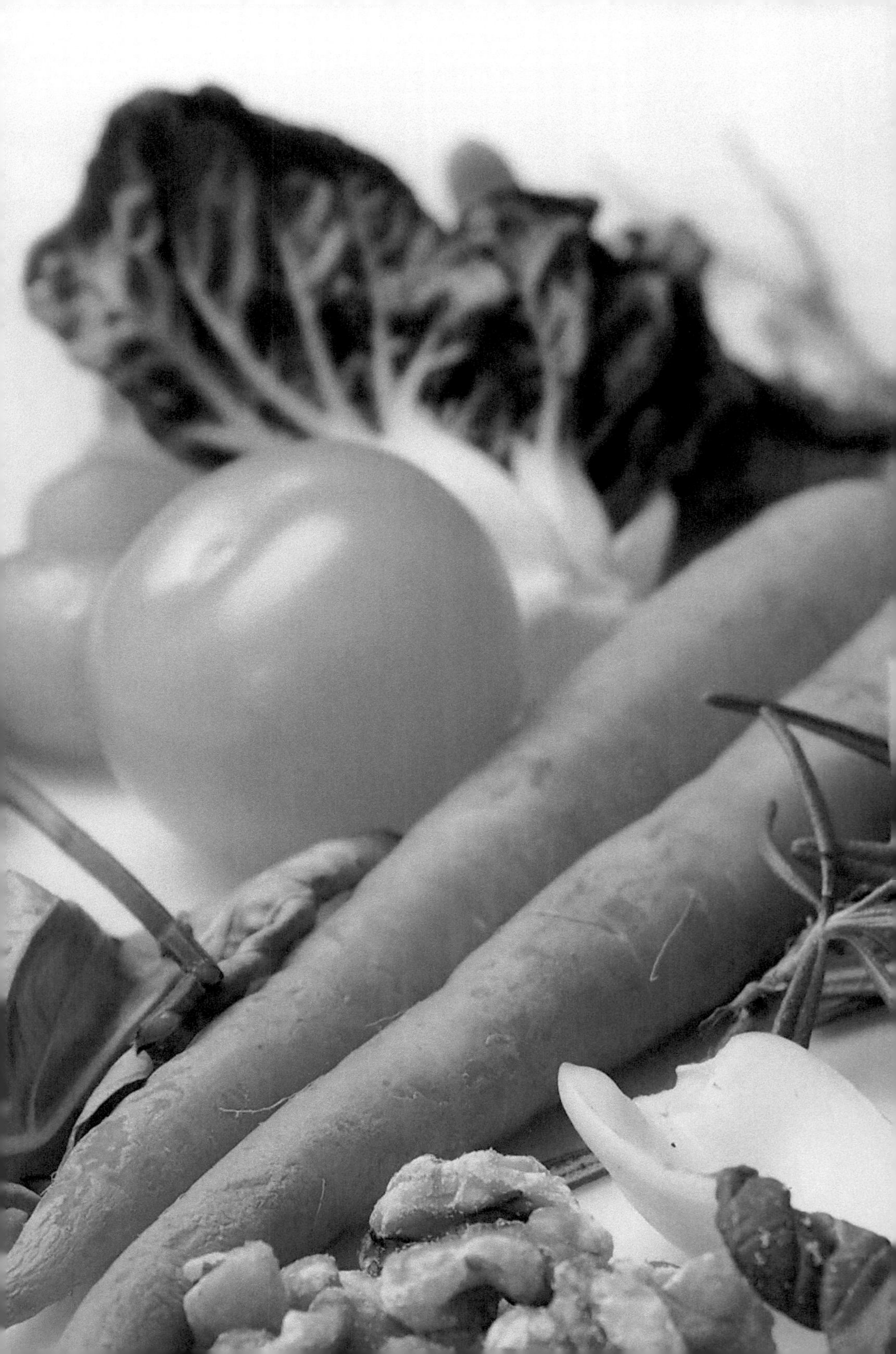

Ernährung – auf Qualität kommt es an

„Ohne die richtige Ernährung ist Medizin wirkungslos, und mit der richtigen Ernährung ist Medizin nicht notwendig."

(aus der „Charaka Samhita")

Was aber ist richtige Ernährung?

Gibt es überhaupt eine allgemeingültige Formel? Wenn Du Dich mit gesunder Ernährung auseinandergesetzt hast, ist Dir bestimmt schon aufgefallen, dass es sehr viele verschiedene Ansichten gibt, wie Du Dich bitte schön ernähren sollst: von Vollwert über mediterran, Rohkost, vegetarisch und vegan zu makrobiotisch und Paleo. Zu all diesen Ernährungsphilosophien gibt es Anhänger, und nicht wenige davon haben es mit der einen oder anderen Methode geschafft, ihre Gesundheit zu verbessern. Aber wer hat denn nun recht?

Mein Opa hat mir, als ich Kind war, wohl die Antwort schon in mein Poesiealbum geschrieben, auch wenn ich sie damals noch nicht verstanden habe und viel lieber ein schönes Sprüchlein gehabt hätte.

Er schrieb:

„Liebe Petra, es gibt kein absolutes Recht. Alles ist immer relativ. Wenn Du von Deinem Standpunkt aus recht hast, kann es der andere von seinem aus auch haben. Nur das Menschsein kann überbrücken und die unwirkliche Liebe. Sie vor allem."

Heute teile ich diese Ansicht uneingeschränkt. Leider ist diese Haltung gerade in der Medizin nicht allzu weit verbreitet, und es werden häufig dogmatische „Nur-so-ist-es-richtig"-Empfehlungen ausgesprochen. Doch besonders hier gilt, dass wir alle Individuen sind. Dies betrifft unsere kulturelle Prägung, was uns schmeckt sowie unsere Verdauungsleistung, eventuelle Vorerkrankungen und die Zusammensetzung unserer Darmflora.

Es kann also niemand recht haben. Keine Ernährungsform ist uneingeschränkt für jeden gut; je extremer die Empfehlungen sind, desto weniger wahrscheinlich fühlen sich die meisten Menschen wohl damit oder profitieren gesundheitlich.

> Das heißt also mal wieder, dass Du im Endeffekt nur selbst ausprobieren und herausfinden kannst, was Dir gut tut.

Wichtig ist dabei, gerade wenn die Umstellung sehr drastisch ist, dass Du wirklich ehrlich hinschaust und nicht blindlings den Empfehlungen folgst. Beobachte unbedingt, wie es Dir damit geht. Natürlich braucht es Zeit, um positive Effekte zu sehen. Sollte es Dir aber mit der Umstellung merklich schlechter gehen als zuvor, heißt es wachsam sein.

So erlebe ich nicht selten, dass ohnehin schon schlanke Vata-Menschen sich vorwiegend mit Rohkost ernähren, weil das doch so gesund ist. Dass sich darunter körperliche Probleme entwickeln, wird teilweise ignoriert, auch dass es sich nicht wirklich gut anfühlt – weil es doch scheinbar so gesund ist. Nicht falsch verstehen: Rohkost enthält viele Nährstoffe, ist fast immer unverarbeitet, also erst mal schlau – wenn Du es gut verdauen kannst. Und das können gar nicht so viele Menschen – zumindest braucht der Körper oft eine längere Umstellungsphase, wenn der Rohkostanteil vorher eher gering war. Es heißt also mal wieder, die Kirche im Dorf lassen, selbst schauen und vor allem selbst spüren, anstatt nur den Verstand entscheiden zu lassen.

Dogma ist niemals gut, auch nicht beim Thema Ernährung. Eines haben aber die meisten dieser Konzepte gemein:

> Empfohlen werden echte, vitalstoffreiche Lebensmittel, weitgehend unverarbeitet und frisch zubereitet.

Denken wir noch mal an die typische Ernährung in unserer westlichen Gesellschaft, dann ist das auf jeden Fall ein großer Schritt in die richtige Richtung. Und schauen wir bei den 100-Jährigen, dort finden wir genau das auch wieder.

Qualität

Wenn ich meine Empfehlungen für eine gesundheitsfördernde Nahrung runterbrechen müsste auf ein Wort, wäre es Qualität. Das beinhaltet dann vieles schon ganz automatisch.

Qualitativ hochwertige Nahrung kommt niemals aus Massentierhaltung. Vernünftige und artgerechte Tierhaltung ist teuer, und das sind auch die daraus entstehenden Produkte. Genau aus diesem Grund gibt es in den entlegenen Bergdörfern und Inseln so wie hier früher nur wenig tierische Produkte auf dem Speiseplan, diese dafür energetisch und nährstofftechnisch hochwertig.

Ähnliches gilt für pflanzliche Nahrungsmittel. Qualitativ hochwertiges Obst und Gemüse ist reif geerntet, hat keine langen Transportwege hinter sich und ist nicht belastet mit Spritzmitteln. Das ist nicht nur gut für Dich, sondern auch für Deine Mitwelt, und es ist in jeder Hinsicht nachhaltig.

Verarbeitete Lebensmittel können übrigens durchaus auch eine hohe Qualität aufweisen, solange sie nicht hochverarbeitet sind und mit dem ursprünglichen Gericht nur noch äußerlich Ähnlichkeit haben. Ich empfehle immer, die Inhaltsliste genau zu lesen. Das ist zwar am Anfang ziemlich aufwendig und Du brauchst beim Einkaufen recht lange, aber schon nach kurzer Zeit weißt Du genau, welche Produkte Du kaufen kannst und welche nicht.

> Grob gesagt: Lass liegen, wenn Du einen Inhaltsstoff nicht kennst oder nicht selbst beim Kochen verwenden würdest. Besser noch: Lass weg, was Deine Uroma beim Kochen nicht gebraucht hätte.

Oder anders formuliert: Nahrung braucht keine Werbespots.

Das gilt übrigens durchaus auch für Konservierungsmittel. Klar, manchmal ist es sehr praktisch, haltbare Dinge in der Vorratskammer zu haben, das ist bei mir nicht anders. Aber alles, was häufiger und regelmäßig auf dem Speiseplan steht, sollte frei davon sein. Denn der Job von Konservierungsmitteln ist es, das Wachstum von Bakterien und damit die Verderblichkeit zu verhindern oder hinauszuzögern. Höchstwahrscheinlich haben sie die gleiche Wirkung auch auf Deine Darmbakterien.

Ein anderer sehr häufig zu findender Zusatzstoff sind Emulgatoren. Diese sorgen dafür, dass sich z. B. bei Nutella nicht das Öl absetzt, weil das unappetitlich wirkt. Es gibt allerdings Hinweise, dass Emulgatoren die Schleimbarriere unseres Darms beschädigen und damit den Weg für weitere Probleme wie Leaky Gut, also eine gestörte Darmbarriere, und Allergien ebnen.

Alleine auf die Inhaltsangaben zu achten, hilft den meisten Menschen bereits, und ich erlebe häufig, dass so überhaupt erst auffällt, dass das, was fast täglich auf den Tisch kam, alles andere als natürlich war, auch wenn das die Packung vermuten ließ.

Zucker

Es gibt allerdings einen Inhaltsstoff, der erst mal nicht verdächtig erscheint, aber hier erwähnt werden muss. Nämlich Zucker in jeder Form.

Es ist erstaunlich, wo Zucker überall zugesetzt ist, und das in gar nicht unerheblicher Menge. Zum Beispiel finden wir Zucker in Wurst und den meisten Fertiggerichten, aber die wollten wir ja sowieso meiden. Er versteckt sich auch in dem gesund klingenden Fruchtzucker, der Fruktose.

Fruchtzucker IN einer Frucht ist in meinen Augen nicht wirklich bedenklich, wobei Anhänger einer streng ketogenen und kohlenhydratarmen Ernährung auch hier Probleme sehen. Ein echtes und auch mehrfach bewiesenes Problem ist aber auf jeden Fall zugesetzter Fruchtzucker, der sich hinter vielen verschiedenen Ausdrücken verbergen kann (Isoglukose, Fruktose, Invertzuckersirup, Maissirup etc.; zur Erinnerung: weglassen, womit die Uroma nicht gekocht hätte).

In größeren, unnatürlichen Mengen ist Fruchtzucker nämlich alles andere als gesund. Die Zunahme der Fruktoseunverträglichkeiten in unserer Gesellschaft ist nur eine logische Folge. Fruktose fördert Fettleibigkeit, da bei ihrer Aufnahme kein Sättigungsgefühl entsteht und wir so mehr zu uns nehmen, als okay wäre. Vor allem in der industriell verarbeiteten und hochkonzentrierten Form können Übergewicht, Herz-Kreislauf-Erkrankungen, Krebs, Diabetes, Gicht und andere Gesundheitsschäden entstehen.

Von künstlichen Süßstoffen rate ich Dir übrigens, die Finger ganz wegzulassen. Sie haben nichts mit gesunder Ernährung zu tun und sind oft sogar richtig schädlich. Google dazu einfach mal Aspartam und Konsorten. Tatsächlich gibt es Daten, die zeigen, dass durch Süßstoffe Diabetes und Übergewicht sogar gefördert werden können.

Zusammengefasst bedeutet das, möglichst unverarbeitete, echte Nahrungsmittel einzukaufen. Im Idealfall weißt Du genau, wo sie herkommen und wie sie hergestellt wurden. Natürlich ist das nicht immer möglich. Auch ich schaffe das nicht zu 100%. Lass das Einkaufen bitte nicht zum zusätzlichen Stress werden, es ist so schon meistens eine Belastung.

Ernähre Dich vorwiegend pflanzlich, bunt und mit Hülsenfrüchten. Dies liefert Dir wichtige Vital-, aber auch Ballaststoffe, die für Deine Verdauung und vor allem die guten Darmbakterien wichtig sind.

Verzichte so weit wie möglich auf zugesetzte Zucker und auf Nahrungsmittelzusätze im Allgemeinen.

Reduziere tierische Produkte und achte vor allem hier auf Nachhaltigkeit und Qualität.

Vermeide oder reduziere Genussgifte wie Alkohol und Zigaretten.

Taste Dich auch hier in Deinem Tempo heran. Wichtig ist aber, dass Du es im Kopf behältst. Lieber liest Du bei jedem Einkauf jeweils nur eine Inhaltsliste als gar keine, weil der Aufwand zu groß ist. Es geht darum, Schritt für Schritt Dein Bewusstsein zu verändern. Vielleicht machst Du das aber auch schon längst, und ich erzähle Dir gerade gar nichts Neues.

Wenn Du also Deinen Vorratsschrank und Dein Einkaufsverhalten entsprechend auf Vordermann gebracht hast, lass uns mal schauen, wie Du für Dich das Beste aus der Nahrung herausholen kannst. Wie schon erwähnt, ist das durchaus individuell, Du solltest hier immer auch auf Deinen Appetit, Deine Verdauung und Dein Wohlbefinden achten.

Individuelle Ernährung - Ayurveda und agni

Ich würde an dieser Stelle gern wieder den Ayurveda ins Spiel bringen, da er zumindest grob Orientierungshilfe auch für Deine Ernährung bieten kann. Vielleicht hast Du Dich bereits bei den verschiedenen Doshas gefunden und kannst nachvollziehen, wenn ich auf die typische Verdauung und Unterschiede hinweise. Wenn nicht, ist es nicht schlimm, denn wir finden im Ayurveda auch allgemeine Empfehlungen, die für viele die Ernährung besser verträglich und gesünder machen. Dabei handelt es sich nicht um ein starres Konzept, sondern um Tipps, die sich übrigens auch bei uns ganz ähnlich über Tausende von Jahren bewährt haben.

Grundsätzlich kann man sagen, dass warme, gekochte Speisen von unserem Körper besser verdaut und damit aufgenommen werden können, auch wenn Rohkost per se mehr Nährstoffe enthält.

> Ein starkes, ausgeglichenes Verdauungsfeuer ist essenziell, damit wir die Nahrung vernünftig verdauen können.

Zu stark darf es aber auch nicht sein, sonst „verbrennt“ es uns im Sinne von zu viel Magensäure, Hitze etc.

Gekocht werden im Ayurveda vor allem Gemüse und Hülsenfrüchte, und es wird immer reichlich gewürzt.

Zum Einsatz kommen Kräuter und Gewürze, die reich an Vital- und sekundären Pflanzenstoffen sind und die Verdauung fördern.

Dabei musst Du aber nicht (nur) exotische Gewürze benutzen. Auch in unserer Kultur findest Du jede Menge althergebrachtes Wissen zu diesem Thema, z. B. bei Hildegard von Bingen, aber wahrscheinlich auch in den Kochbüchern Deiner Oma. Wenn Du bisher kaum gewürzt hast, fange langsam an. Auch daran muss sich Deine Verdauung wahrscheinlich zuerst gewöhnen.

Du brauchst ja auch nicht von heute auf morgen den kompletten Speiseplan umzustellen. Fang einfach an – es kann richtig Spaß machen, sich damit zu beschäftigen. Du kannst z. B. einmal die Woche, vielleicht sogar gemeinsam mit Deinen Lieben oder mit Freunden, ein neues Rezept ausprobieren. Oder Du machst einen Kochkurs. So erweiterst Du Deinen Horizont und Dein Geschmackserlebnis.

Im Zentrum der Empfehlungen steht agni – das bzw. die Verdauungsfeuer. Dies entspricht sämtlichen Verdauungsvorgängen, die wir heute kennen, von der Magensäure hin zu zellulärer Energieversorgung.

Je nach vorherrschendem Dosha ist agni von Natur aus:

stark und schnell – Pitta

Feuer, Transformationsprinzip

schwach und langsam – Kapha

Erde und Wasser, Stabilitätsprinzip

wechselhaft – Vata

Luft und Raum, Bewegungsprinzip

Nun kannst Du Dir wahrscheinlich schon vorstellen, wer z. B. Rohkost (kalt, rau, leicht) besser verdauen kann - genau, ein Pitta-Typ (heiß, leicht ölig, durchdringend). Vata-Menschen hingegen, die ohnehin ähnliche Eigenschaften in ihrer Konstitution besitzen (leicht, trocken, rau, kalt), besser nicht.

Ebenso sollte ein zu Übergewicht neigender Kapha-Typ aufpassen mit schwerer Kost wie z. B. größeren Mengen Fleisch. Er braucht eher leichte Kost, aber auch warm, weil Kapha per se schon kalt ist.

Falls Du Dich schon mit Ayurveda auseinandergesetzt hast, sind Dir bestimmt Ernährungstabellen begegnet. Daran kannst Du Dich natürlich orientieren, vor allem wenn Du gesundheitliche Probleme hast und diese einem Dosha zuordnen kannst. Wenn Du gesund bist, gilt allerdings einfach, so bunt und breit wie möglich zu essen, alle Geschmacksrichtungen abzudecken und sich lediglich am eigenen Wohlbefinden und der eigenen Verdauung zu orientieren.

Du erinnerst Dich bestimmt an den Exkurs im Kapitel „Du bist keine Statistik“, sonst blättere gern noch mal zurück. Ich hatte dort beschrieben, dass auch die Tages-, Jahres- und Lebenszeiten dem Einfluss der Elementarenergien unterliegen. Auch hier kannst und solltest Du Deine Nahrung entsprechend anpassen.

Oft passiert das ganz natürlich. So essen wir im Sommer – Hitze, Pitta – meist leichter und frischer, z. B. Salate. Während in der kalten Jahreszeit – Vata – eher schwereres, warmes Comfort Food auf dem Speiseplan steht.

Was die Tagsezeiten betrifft ist mittags Pitta – das Feuerelement – und damit auch das Verdauungsfeuer am höchsten, während nachmittags Vata bzw. abends Kapha vorherrschen. Es ist sinnvoll, dies auszunutzen.

> Eine klare Empfehlung ist entsprechend, wenn irgend möglich, Deine Hauptmahlzeit zu Mittag einzunehmen.
> Vor allem wenn Du mit den Pfunden kämpfst, versuche schwere, große Mahlzeiten am späteren Abend (Kapha ohnehin schon hoch) zu vermeiden.

Zumal wir heute wissen, dass die Verdauungssäfte tatsächlich spätabends anders zusammengesetzt sind und der Körper hier vielleicht eher eine Art Selbstreinigung durchführt. Manchmal reicht diese Kleinigkeit sogar aus, um ein Gewichtsproblem in den Griff zu bekommen.

Mir ist natürlich klar, dass das für viele Berufstätige schwer durchzuführen ist, und gerade das gemeinsame Abendessen mit der Familie ist in seiner Bedeutung nicht zu unterschätzen. Auch hier gilt es wieder einen Kompromiss zu finden. So ist z. B. ein Abendessen vor etwa 18:00 Uhr besser als nach 20:00 Uhr. Eventuell könntest Du versuchen, lieber dann noch mal für eine Tasse Tee oder ein neues Ritual mit Deinen Lieben zusammenzukommen statt zum Essen. Wenn Du allein etwas verändern willst, dann probiere doch mal aus, mit der Familie nur eine Kleinigkeit zu essen und Deine Hauptportion für die nächste Mittagspause einzupacken. Das erfordert etwas Disziplin, ist aber leichter, wenn Du nicht völlig hungrig an den Abendessenstisch kommst, sondern schon vorher mit einem guten Mittagessen und einem gesunden Snack für Dich gesorgt hast. Natürlich ist es auch okay, es bei der Hauptmahlzeit am Abend zu belassen. Du musst schauen, wie viel Veränderung Du brauchst.

Fasten

Eine frühe und leichte Abendmahlzeit fördert übrigens auch guten Schlaf und entspricht oft schon dem, was heute als Intervallfasten propagiert wird. Seit Menschengedenken ist freiwilliges und unfreiwilliges Fasten Teil des Lebens in jeder Kultur. Während eine längere Fastenkur nicht für jedermann geeignet ist, lässt sich intermittierendes oder Intervallfasten meist leicht umsetzen und scheint einen ähnlich positiven und vor allem nachhaltigen Effekt auf die Gesundheit zu erzielen. So wird z. B. auf Dauer das schädliche viszerale Bauchfett, das sich teilweise unsichtbar um die Eingeweide legt, reduziert. Aber auch bei vielen chronischen Erkrankungen, wie Bluthochdruck, zeichnen sich Erfolge ab.

> Beim Intervallfasten gilt es den Körper immer wieder zu entlasten, indem wir keine Nahrung zuführen, die verdaut werden muss.

Dies kann entweder „über Nacht“ geschehen, indem man während acht Stunden am Tag Nahrung zuführt und die übrigen 16 Stunden fastet. Dies hatte übrigens auch in unserer Kultur lange Tradition. Nicht umsonst heißt Frühstück auf Englisch Breakfast, das Fastenbrechen. Frauen scheinen übrigens mit etwas kürzeren Fastenintervallen hinzukommen. Nach etwa 12 bis 16 Stunden des Fastens schaltet der Körper auf Selbstreinigung um. Es finden Recyclings-, Heilungs- und Regenerationsprozesse statt. Zucker- und Fettstoffwechsel kommen ins Lot, die Leber wird entlastet. Wenn Du Dir nicht vorstellen kannst, 16 Stunden ohne Nahrung auszukommen, taste Dich langsam heran. Experimentiere, ob es leichter ist, das Frühstück nach hinten oder das Abendessen nach vorne zu schieben oder eines von beiden gleich ganz ausfallen zu lassen.

Die andere Möglichkeit ist, an ein bis drei Tagen pro Woche zu fasten, das heißt, die Kalorienzufuhr auf ca. 500 kcal zu beschränken und sonst normal, aber nicht im Exzess zu essen. 500 kcal sind übrigens gar nicht so ganz wenig. Beispielsweise etwas Magerquark mit Beeren zum Frühstück und gedünstetes Gemüse sind da schon drin.

Gegen eine richtige Fastenkur spricht, wenn Du gesund bist, übrigens auch nichts. Hier gibt es viele Ansätze und auch entsprechend Literatur. Ich würde Dir allerdings empfehlen, wenn Du bisher noch nie gefastet hast, Dir einen erfahrenen Therapeuten oder Fastenbegleiter an die Seite zu holen. Auch ist es meist leichter, in der Gruppe zu fasten. Eine Fastenkur ist oft ein guter Cut, um nach dem Reset Deine Ernährungsgewohnheiten zu verändern.

> Gerade wenn noch viele Süßigkeiten, Kaffee und Softdrinks auf Deinem Speiseplan stehen, könnte eine Umstellung aufgrund von Entzugserscheinungen nicht ganz so einfach werden.

Achte dann nochmals ganz gezielt auf Dein Warum und Deine Ziele. Sei sanft mit Dir, langjährige Gewohnheiten ändern sich selten von heute auf morgen. Bleib einfach dran, auch wenn es kleine Schritte sind.

Die Empfehlungen hier haben sich für viele Menschen dauerhaft bewährt. Experimentiere mit verschiedenen Nahrungsmitteln und Ernährungsrichtungen.

Wichtig ist, dass Du Dich am Ende ehrlich und nachhaltig wohlfühlst und Deinen Körper nährst, statt ihn zu belasten!

Zusammengefasst:

Es geht letztlich um Qualität, echte Lebensmittel und Dein Wohlbefinden. Achte auf Nachhaltigkeit, koche so oft wie möglich frisch und genieße Deine Mahlzeiten in Ruhe und in netter Gesellschaft.

Essen soll Dich nähren, Dir Freude machen und nachhaltig guttun.

Deine Handlungen:

Beginne mit einem Tipp pro Tag oder pro Woche, nimm Dir die Zeit, die Du brauchst.

Jeder Schritt ist besser als keiner!

Einkaufen:

- ➡ Vorratsschrank durchschauen
- ➡ Was ist häufig auf dem Speiseplan und enthält unerwünschte Zusatzstoffe?
- ➡ Muss es sein? Wenn ja, durch welches natürlichere, hochwertige Produkt könntest Du es ersetzen?
- ➡ Lerne mehr über die Produkte, die Du bisher gekauft hast: siehe Buchempfehlung (Besser einkaufen: Der Lebensmittel-Ratgeber für kritische Verbraucher von Katarina Schickling).
- ➡ Kaufe möglichst eindeutig unverarbeitete Produkte wie Obst und Gemüse oder lies die Inhaltsliste.
- ➡ Kaufe so viel wie möglich lokal und saisonal.

Kochen und Essen:

- ➡ Wertschätze Deine Nahrung, indem Du Dir Zeit zum Kochen und Essen nimmst.
- ➡ Das geht sicher nicht immer, aber versuch einfach, darauf zu achten.
- ➡ Koche gemeinsam mit Deiner Familie oder Freunden.
- ➡ Probiere öfter mal etwas Neues aus, auch wenn es mal nicht schmeckt.
- ➡ Mach einen Kochkurs.
- ➡ Versuche, Deine Hauptmahlzeit mittags einzunehmen.

- ➡ Iss möglichst nicht nach 18:00 Uhr abends oder höchstens Leichtverdauliches, z. B. eine Suppe.
- ➡ Taste dich langsam heran, sorge für Dich, indem Du über den Tag gut isst, sodass nicht abends der Heißhunger kommt.
- ➡ Probiere Intervallfasten für Dich aus:

  Schiebe entweder das Frühstück nach hinten oder das Abendessen nach vorn. Du kannst auch eines von beiden ausfallen lassen

Speiseplan:

- ➡ vorwiegend Gemüse und Hülsenfrüchte in Bioqualität
- ➡ Obst, vor allem Beeren (natürlich auch Bio)
- ➡ Kräuter
- ➡ natürliche Gewürze
- ➡ Ballaststoffe:
- ➡ Gemüse, Leinsamen, Vollkornprodukte und ggf. Flohsamen
- ➡ Nüsse und Samen
- ➡ eignen sich übrigens auch als leckerer Snack, bevor Du zur Schokolade greifst
- ➡ wenig Fleisch und Fisch aus biologischer und artgerechter Haltung
- ➡ gute Pflanzenöle
- ➡ Olivenöl (nur leicht erhitzen), Kokosöl oder Ghee zum Braten, Leinöl, Hanföl, Kürbiskernöl und andere hochwertige Öle (nur kalt)
- ➡ reichlich stilles Wasser (Zimmertemperatur) oder Kräutertees

Hier ein Rezept für ein schnelles, leckeres und gesundes Frühstück

Zum Ausdrucken oder screenshotten findest Du es auch auf meiner Website und in Deinem Paket zum Buch

www.drpetrabarron.de/deine-links-zum-buch

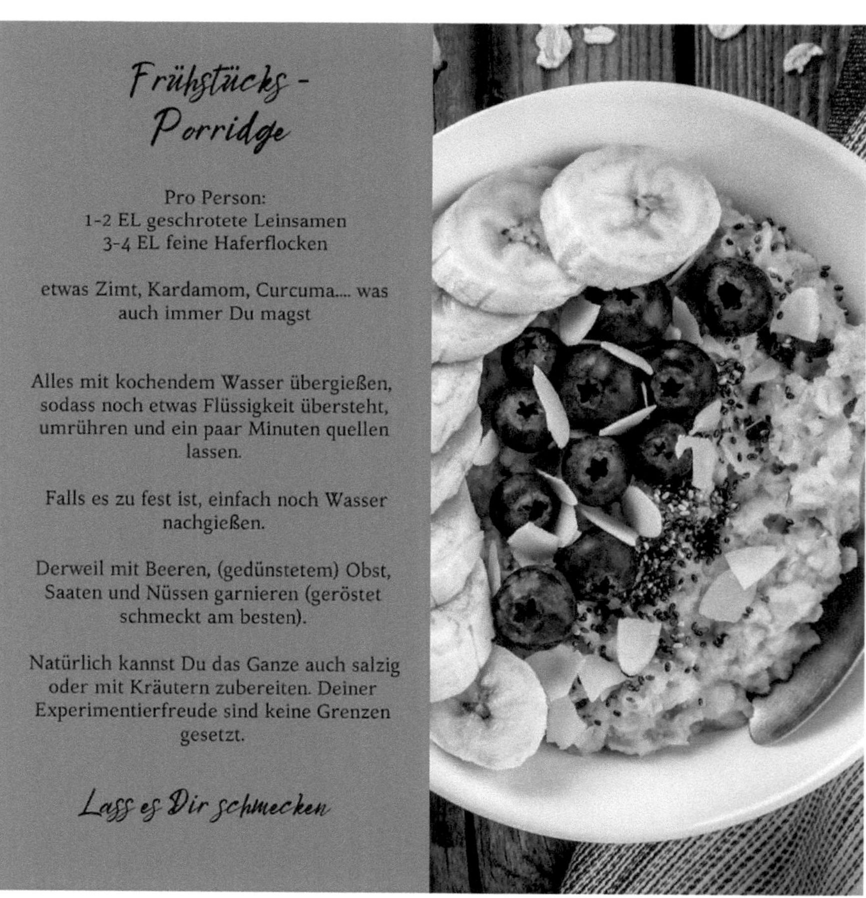

Frühstücks-Porridge

Pro Person:
1-2 EL geschrotete Leinsamen
3-4 EL feine Haferflocken

etwas Zimt, Kardamom, Curcuma.... was auch immer Du magst

Alles mit kochendem Wasser übergießen, sodass noch etwas Flüssigkeit übersteht, umrühren und ein paar Minuten quellen lassen.

Falls es zu fest ist, einfach noch Wasser nachgießen.

Derweil mit Beeren, (gedünstetem) Obst, Saaten und Nüssen garnieren (geröstet schmeckt am besten).

Natürlich kannst Du das Ganze auch salzig oder mit Kräutern zubereiten. Deiner Experimentierfreude sind keine Grenzen gesetzt.

Lass es Dir schmecken

Mikronährstoffe – sind wir wirklich gut versorgt?

Im letzten Kapitel haben wir ganz grundlegend über Lebensmittel und Ernährung gesprochen. Man sollte meinen, wenn man sich so ernährt, dann ist das absolut ausreichend, um seinen Körper mit allem zu versorgen, was er braucht. So wird es uns immer wieder gesagt, und auch ich habe früher alle belächelt, die meinten, eine ganze Armada an Nahrungsergänzungsmitteln zu brauchen. So ein Quatsch – wir haben schließlich eine so gute Versorgung mit verschiedenen Lebensmitteln aus aller Welt wie noch nie zuvor. Wie sollen wir ausgerechnet jetzt Vitalstoffmängel aufweisen?

Nun ja, ich habe inzwischen meine Meinung geändert, wie Du Dir vorstellen kannst, wenn ich zusätzlich zur Ernährung diesem Thema ein ganzes Kapitel widme. Wobei dies so komplex ist, dass ich ihm hier kaum gerecht werden kann. Aber ich will versuchen, Dir einen groben Überblick zu geben und zu erklären, warum ich selbst ergänze und das auch empfehle.

Ich hatte es bereits angesprochen: Unsere Nahrungsmittel sind oft nicht mehr das, was sie sein sollten. Auch wenn das Gemüse im Supermarktregal gut aussieht, ist es oft unreif geerntet, unter fraglichen Bedingungen angebaut worden und hat dazu meist noch weite Transportwege hinter sich, bevor es auf unseren Tellern ankommt. Das gilt leider auch oft für Bioprodukte, auch wenn sie zumindest weniger belastet sind.

Dazu kommt spannenderweise, dass die Deutschen statistisch heute trotz des großen Angebots weniger Diversität in ihrer Nahrung haben, als das noch vor einigen Generationen der Fall war. Wir kochen (wenn überhaupt selbst) eher immer die gleichen Gerichte und nutzen wiederholt die gleichen Zutaten, die uns ja auch ganzjährig zur Verfügung stehen, während unsere Vorfahren wohl das aßen, was gerade wuchs und zur Verfügung stand, wodurch ihre Nahrung „bunter" war. Natürlich sprechen wir hier nicht von Mangelzeiten, wie z. B. während des Krieges. Doch auch oder gerade diese Generation kannte die Namen von deutlich mehr einheimischen Gemüsesorten und Kräutern als die meisten Menschen heute.

Es stehen uns also reichlich Essen und Makronährstoffe wie Kohlenhydrate, (oft schlechte) Fette und Eiweiße zur Verfügung, aber unter Umständen weniger Mikronährstoffe. Wir verhungern sozusagen vor vollen Tellern. So werden heute sehr viel tierische Produkte und leere Kohlenhydrate (Weißmehl, Nudeln, schlechtes Brot ...) verzehrt. Hierzu auch eine interessante Aussage unserer Landwirtschaftsministerin: Julia Klöckner sagte im TV zum Beginn der Coronakrise, dass die Versorgung mit Grundnahrungsmitteln sichergestellt sei: Schweinefleisch, Milchprodukte und Weizen – natürlich alles aus industrieller Landwirtschaft und mit fraglicher Qualität nach den oben genannten Kriterien – seien in ausreichender Menge verfügbar ...

Meine Vermutung ist inzwischen auch, dass wir bedingt durch unseren schnellen Lebensstil, die Daueranspannung und zunehmende Belastung durch schädliche Umwelteinflüsse einen zusätzlich erhöhten Bedarf an Mikronährstoffen haben. Auch nicht zu vergessen ist ein Mikronährstoffmangel bei längerfristiger Einnahme von Medikamenten! Dazu gibt es inzwischen eindeutige Literatur und eigentlich klare Anweisungen. Um ein Beispiel zu nennen: Bei der Einnahme von Cholesterinsenkern kommt es zu einem Mangel an Coenzym Q10. Durch dessen

Ergänzung kann einer der gefürchtetsten Nebenwirkungen, der Muskelschwäche, vorgebeugt werden (ganz zu schweigen von anderen Problemen, die durch den Mangel entstehen).

Man kann natürlich diskutieren, ob ein Mangel auch möglich ist, wenn Du Dich aus dem eigenen Garten und sehr bunt ernährst. Das ist aber gar nicht nötig, denn wir können es heute für die meisten Mikronährstoffe ganz einfach im Blut überprüfen. Dann brauchen wir nicht zu spekulieren, sondern wissen, wie es tatsächlich aussieht.

Mitdenken

Es lohnt sich also in jedem Fall, auch wenn Du Dich völlig gesund fühlst, Dein Blut auf gewisse Dinge hin untersuchen zu lassen. Viele Menschen glauben, dass dies z. B. im Rahmen einer Vorsorgeuntersuchung beim Hausarzt geschieht, wenn das große Blutbild gemacht wird. Wenn sie dann hören, dass alles in Ordnung war, sind sie beruhigt.

Leider ist dem nicht so, und Du musst höchstwahrscheinlich explizit danach fragen und um die Bestimmung z. B. von Vitamin D oder Selen bitten.

Da der menschliche Körper recht resilient ist und auch mit einem moderaten Mikronährstoffmangel lange scheinbar gut zurechtkommt, wurde und wird diesen Substanzen in der Schulmedizin kaum Bedeutung beigemessen bzw. es wird erst bei extremen Mängeln geschaut und gegengesteuert. Wie gesagt, wir Ärzte lernen hierzu nicht viel an der Universität, und die Bedeutung einer guten Versorgung wird eher heruntergespielt. Im Gegenteil lesen wir immer wieder Warnungen, was durch Supplementierung alles Schlimmes passieren kann.

Ich frage mich allerdings schon lange, was hier dahintersteckt, weil es wirklich auffällig ist, dass dabei oft recht unwissenschaftlich vorgegangen wird. Zitiert werden in vielen Fällen zum Thema Mikronährstoffe Studien, die von vornherein falsch angelegt waren, in denen z. B. viel zu niedrige Dosierungen oder falsche Darreichungsformen verwendet wurden oder bei denen man gar keine Blutspiegel bestimmt hat. Vielleicht sollte man sich vorher ausreichend mit der Thematik auseinandersetzen. Es sei denn, man verfolgt das Ziel, zu verwirren. Ein Schelm, wer Böses dabei denkt. Vielleicht ist es am Ende doch nicht gewünscht, dass wir wirkliche Prävention betreiben? Es sind auch spannenderweise meist die Kollegen, die nie selbst Blutwerte von Mikronährstoffen bestimmen und so eigene Erfahrungen sammeln könnten, die dies am meisten belächeln oder kritisieren.

Leider werden diese Untersuchungen auch nicht von den Krankenkassen übernommen, obwohl sie im Vergleich zu anderen Untersuchungen und Medikamenten nur ein paar Euro kosten.

Natürlich muss man auch hier vorsichtig und wach sein. Viel hilft meist nicht viel, und auch eine Überdosierung einzelner Substanzen oder die Einnahme aufs Geratewohl kann durchaus schädlich sein, das möchte ich nicht verharmlosen!

> Genau deshalb solltest Du Dich hier, wenn möglich, an einen Therapeuten wenden und vor der Substitution einzelner Mikronährstoffe den Blutspiegel bestimmen lassen.

Ich möchte Dich hier lediglich für das Thema sensibilisieren und Dir ein paar Tipps geben, wo Du genau hinschauen solltest.

Lass uns also noch mal ganz kurz definieren, was denn Mikronährstoffe überhaupt sind:

Zu den Mikronährstoffen zählen in erster Linie Vitamine, Mineralstoffe, Spurenelementen, essenzielle Aminosäuren und Omega-Fettsäuren sowie sekundäre Pflanzenstoffe, von denen wir bisher wahrscheinlich erst einen Bruchteil identifiziert und untersucht haben. Diese Stoffe können wir nicht selbst herstellen und müssen sie entsprechend in ausreichender Menge zuführen, damit unser Stoffwechsel und der Gewebeaufbau problemlos ablaufen können.

Könntest Du einen Mangel haben?

Die Wahrscheinlichkeit dafür steigt mit zunehmendem Lebensalter, Stress, der Qualität Deiner bisherigen Ernährung, Rauchen, Medikamenteneinnahme und ob Du bereits eine schwere Erkrankung und aggressive Therapien durchgemacht hast.

Stell Dir z. B. die folgenden Fragen:

Wie oft bist Du draußen in der (Mittags-)Sonne und genießt ein kurzes Sonnenbad auch ohne Sonnenschutz?

Wie breit, frisch und vitalstoffreich war deine Ernährung in den letzten Jahren?

- **Bist Du oft schlapp und fühlst Dich unfit?**
- **Gibt es bereits gesundheitliche Probleme?**
- **Rauchst Du oder hast Du geraucht?**
- **Nimmst Du Medikamente ein?**
- **Fühlst Du Dich oft gestresst?**
- **Wie gut ist Deine Verdauung?**

Um einen Überblick zu bekommen, brauchst Du nun aber nicht jedes potenziell messbare Vitamin zu bestimmen. Es ist sinnvoll, wenn Du bereits Probleme hast oder es Hinweise auf Mangelzustände gibt, gezielt und genau hinzuschauen. Ansonsten hatte ich Dir Pragmatismus versprochen.

Ich handhabe es oft so, dass ich ein paar wenige Parameter bestimme. Wenn diese im Gesamten nicht optimal sind, empfehle ich zusätzlich zu den entsprechenden Einzelpräparaten ein breit gefächertes pflanzliches Multivitaminpräparat. Auch wenn das vielleicht in den einzelnen Substanzen nicht hochdosiert ist, ist es sozusagen ein Rundumschlag, und der Körper bekommt schon mal mehr als rein über die Nahrung. Bei jeder Einnahme auf Dauer, vor allem wenn Du nicht regelmäßig von Deinem Heilpraktiker oder Arzt betreut wirst, würde ich darauf achten, so nah es geht an der Natur zu bleiben, so als würdest Du einfach mehr Gemüse, Obst etc. essen. Dies gelingt zum Beispiel durch ein breit aufgestelltes Frischsaftkonzentrat, von denen es einige auf dem Markt gibt.

Was ich grundsätzlich bestimme:

Selen

Wirkt als Antioxidans der Bildung von Radikalen entgegen. Die Wirkweise von Selen ist vielfältig. So unterstützt es verschiedene Stoffwechselvorgänge, Regeneration und Muskelaufbau, stärkt das Immunsystem und kräftigt die Zellstrukturen in Nagel, Haut und Haar. Da unsere Böden davon nicht viel enthalten und es außer in Paranüssen eher in tierischen Produkten zu finden ist, würde dies bei Mangel durch ein Frischsaftkonzentrat allein eher nicht abgedeckt. Zur Einnahme empfiehlt sich Natrium-Selenit.

Zink

Besetzt Schlüsselrollen im Zucker-, Fett- und Eiweißstoffwechsel und ist beteiligt am Aufbau der Erbsubstanz und beim Zellwachstum. Sowohl das Immunsystem als auch viele Hormone benötigen Zink für ihre Funktion. Außerdem scheint es die geistige Leistungsfähigkeit zu steigern. Darmprobleme, aber auch brüchige Nägel und Wundheilungsstörungen können neben einer Infektneigung auf einen Zinkmangel hinweisen.

Auch Zink finden wir außer in Soja, Hafer und Nüssen/Samen eher in tierischen Lebensmitteln wie Innereien, Käse und Seafood, bzw. die körperliche Aufnahmefähigkeit ist hiervon höher. Deshalb auch hier bei nachgewiesenem Mangel einnehmen.

B-Vitamine und Eisen

Bei veganer oder vegetarischer Ernährung sowie bei Erkrankungen im Verdauungstrakt schaue ich gern noch nach B-Vitaminen und ggf. Eisen bzw. Ferritin, um einen groben Überblick zu bekommen.

Medikamente und Mikronährstoffe

Auch sonst ist es natürlich sinnvoll, in gewissen Situationen gezielt zu schauen. So solltest Du bei längerfristiger Medikamenteneinnahme, vor allem wenn es mehrere verschiedene Präparate gleichzeitig sind, auch gewisse Werte überprüfen lassen. Hier habe ich Dir z. B. mal einige häufige Mängel bei oft verordneten Medikamenten aufgelistet (Quelle: Uwe Gröber, Interaktionen – Arzneimittel und Mikronährstoffe. Ein Buch, das jeder Verordner kennen sollte!).

Bei der Einnahme dieser Medikamente solltest Du genauer hinschauen:

- **Cholesterinsenker, Statine – Coenzym Q10; zusätzlich Vitamin D, Selen, Vitamin K_2**
- **Antidiabetikum Metformin – Vitamin B_{12}; zusätzlich Vitamin B_1, Coenzym Q10 und Magnesium**
- **Laxanzien – Mineralstoffe wie Magnesium, Kalium und Kalzium, aber auch Folsäure**
- **Entwässerungsmittel – Magnesium und Kalium, aber auch B-Vitamine**
- **Säureblocker – Mineralstoffe (Eisen, Zink, Kalzium, Magnesium), Vitamin D, Folsäure und Vitamin B_{12}**
- **Acetylsalicylsäure, ASS – Eisen (auch Speichereisen Ferritin bestimmen), Vitamin C**
- **orale Kontrazeptiva, Pille – Vitamin B_6, Folsäure, Magnesium**

Selbstverständlich ist es auch hier sinnvoll, den Blutspiegel bestimmen zu lassen und nicht einfach blind zu substituieren!

Vitamin D – das Sonnenhormon

Ich selbst habe begonnen, mich mit dem Thema Mikronährstoffe auseinanderzusetzen, als in Australien, meinem damaligen Wohnort, Vitamin-D-Mangel zum Gesprächsthema wurde. Aufgrund der recht hohen Hautkrebsrate geht dort quasi niemand ohne Hut, lange Ärmel und hohen Lichtschutzfaktor aus dem Haus, und das ist nur bedingt übertrieben. Allerdings konnte man feststellen, dass sich daraus ein neues Problem ergab – ein weit verbreiteter Vitamin-D-Mangel.

Nun ist Vitamin D gleich ein Sonderfall, was Vitamine angeht, da es eigentlich kein Vitamin, sondern eine Hormonvorstufe ist und wir es nur zu einem geringen Teil über die Nahrung aufnehmen.

Du weißt bestimmt, dass Vitamin D hauptsächlich durch UV-Strahlung in unserer Haut gebildet wird. Hier spielt neben individuellen Faktoren, dem Alter und wohl Stoffwechselverschiedenheiten auch der Einstrahlungswinkel der Sonne eine Rolle. Und der ist bei uns in der nördlichen Hemisphäre eigentlich nur in der Mittagszeit und in den Sommermonaten ideal.

Sonnencreme ab LSF 6 verhindert übrigens auch die Bildung von Vitamin D.

Es gibt für Deutschland solide Daten zur Verbreitung von Vitamin-D-Mangel.

Ausgehend von einem Grenzwert von 30 ng/ml Vitamin D findet sich ein Mangel bei nahezu 90% der erwachsenen deutschen Bürger in einem repräsentativen Kollektiv des Robert-Koch-Instituts.

Es wurden Zusammenhänge zu Vitamin-D-Mangel bei vielen Beschwerden festgestellt, und tatsächlich beobachte ich oft, dass sich mit normalem Blutspiegel die Symptome deutlich bessern

Das gilt z. B. für:

- **Depressionen**
- **Osteoporose**
- **ein instabiles Immunsystem**

- hormonelle Probleme
- Brustkrebs
- Multiple Sklerose und andere Autoimmunerkrankungen
- Allergien
- Atemwegserkrankungen
- Hauterkrankungen

Eine schwedische Langzeitstudie, die 30.000 Frauen begleitet hatte, zeigte ebenfalls, dass wer die Sonne streng mied, bis zu zwei Jahre eher starb.
Spannenderweise wird dies nicht zur Kenntnis genommen bzw. anders interpretiert. So liest man z. B. auf der Seite der Internisten im Netz, dass ein Vitamin-D-Mangel in Deutschland nicht weit verbreitet sei. Wie kommen sie anhand der o. g. Statistik darauf? Ganz einfach, man definiert einen moderaten Mangel erst bei einem Blutspiegel unter 10 µg/l bzw. einen schweren Mangel unter 5 µg/l!

Zum Vergleich: Bei ganzjähriger adäquater Sonneneinstrahlung, wie z. B. um den Äquator, haben die Menschen im Mittel Spiegel von ca. 50 µg/l.

Dass die allermeisten Menschen von Blutwerten zwischen 40 und 60 µg/l gesundheitlich profitieren, ohne dass in diesem Bereich Nebenwirkungen zu erwarten wären, bleibt dabei komplett unberücksichtigt.

So haben aber mehrere solide Studien eine positive Wirkung von Vitamin D bei Multipler Sklerose sowie Krebs gezeigt. Bei Brustkrebspatientinnen zum Beispiel sind das Rückfallrisiko sowie die Sterblichkeit signifikant geringer, wenn der Blutspiegel über 40 µg/l beträgt. Gerade hier sehe ich aber regelmäßig Werte unter 20 oder sogar 10 µg/l.

Auch hier gibt es übrigens Zusammenhänge zu Wirkung und Nebenwirkungen von vielen Arzneimitteln, wenn der Blutspiegel adäquat, also mindestens >30 µg/l ist. Dies betrifft z. B. Antiasthmatika, Zytostatika, Osteoporosemittel, Virustatika, Antibiotika sowie Antidiabetika.

Du merkst, hier rede ich mich ein bisschen in Fahrt, weil ich einfach nicht nachvollziehen kann, warum man an einem so einfachen und preisgünstigen Hebel nicht dreht.

Wenn Dir das bisher Gesagte noch nicht ausreicht, Deinen Vitamin-D-Spiegel kontrollieren zu lassen, findest Du in den Ressourcen Empfehlungen zum Weiterlesen bei Kollegen, die sich ausführlich mit diesem Thema befassen. Meine Empfehlung ist jedoch klar: Lass Deinen Spiegel bestimmen, am besten im Herbst nach der Sommersonne und im Frühling nach dem dunklen Winter.

Nahrungsergänzung

Da wir an der Sonneneinstrahlung recht wenig ändern können, ist es wieder an Dir selbst, zu schauen, dass Du die Sonne nutzt, wenn Du kannst – zwar ohne Sonnencreme, aber natürlich ohne Dir einen Sonnenbrand zu holen. Sollte Dein Blutspiegel trotzdem niedrig sein, was in unseren Breitengraden zu erwarten ist, kannst Du Vitamin D auch einnehmen.

Ein guter Blutwert liegt bei 40–60 µg/l, überdosiert bist Du ab einem Spiegel >100 µg/l.

Vorsicht: Manche Labors messen in einer anderen Einheit: nmol/l. Hier gelten andere Werte.

Wenn Du einen deutlichen Mangel hast, reichen auch oft die obligatorischen 1-2000 IE tgl. nicht aus, um den Spiegel adäquat anzuheben. Such Dir einen guten Therapeuten und kontrolliere initial und nach ca. dreimonatiger Einnahme Deinen Spiegel.

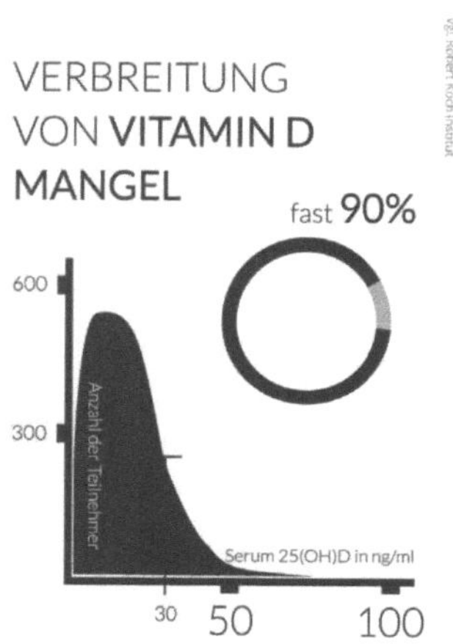

Es gibt viele verschiedene Präparate. Ich bevorzuge Vitamin D als Öl (Tropfen) zur täglichen Einnahme über Depotpräparate. Eine Vitamin-D-Einnahme sollte übrigens durch die Einnahme von Vitamin K2 und Magnesium, die beide beim Vitamin-D-Stoffwechsel gebraucht werden, ergänzt werden.

Zusammenfassend lässt sich sagen: Sei hier einfach wach und lass mal nachschauen. Prävention ist immer besser, als zu warten, bis sich Probleme ergeben. Nur wenn Dein Körper gut versorgt ist und alle Bausteine zur Verfügung hat, kann er gesunde Zellen herstellen und können Stoffwechselvorgänge darin reibungslos ablaufen.

Je näher Du an der eigentlichen Nahrung bleibst, desto unwahrscheinlicher ist es, etwas überzudosieren und Probleme zu bekommen. Auch handelt es sich in den allerseltensten Fällen um den isolierten Mangel eines einzelnen Mikronährstoff, und wie Du an den Beispielen siehst, ist es meist das Zusammenspiel verschiedener Substanzen, das gebraucht wird. Also im Grunde wie in einer breit und bunt aufgestellten Ernährung mit qualitativ hochwertigen Nahrungsmitteln eigentlich vorgesehen.

> Ein Blutspiegel im unteren Normbereich ist wie mit dem Auto auf Reserve zu fahren. Mir wäre das nicht genug, ich habe den Tank lieber weitgehend voll, falls ich doch mal spontan irgendwo hin muss.

Das heißt: Schau nach, und wenn Du das Gefühl hast, Dein Arzt kennt sich damit nicht aus und nimmt Dich nicht ernst, frage woanders nach.

Wenn Du ergänzt, kontrolliere die Spiegel regelmäßig, zu Beginn ca. alle 3–6 Monate. Ergänze lieber etwas zurückhaltend und passe die Dosierung ggf. an. Immer in Absprache mit einem Arzt oder Heilpraktiker, der sich mit orthomolekularer Medizin auskennt.

Deine Handlungen:

Überlege, wie wahrscheinlich Mikronährstoffmängel bei Dir sind und ob Du irgendwo gezielt hinschauen solltest.
Im Zweifel finde einen Therapeuten oder lasse wenigstens dein Blut überprüfen:

- Vitamin D3
- Selen
- Zink
- Vitamin B12
- Ferritin
- Ergänze entsprechend

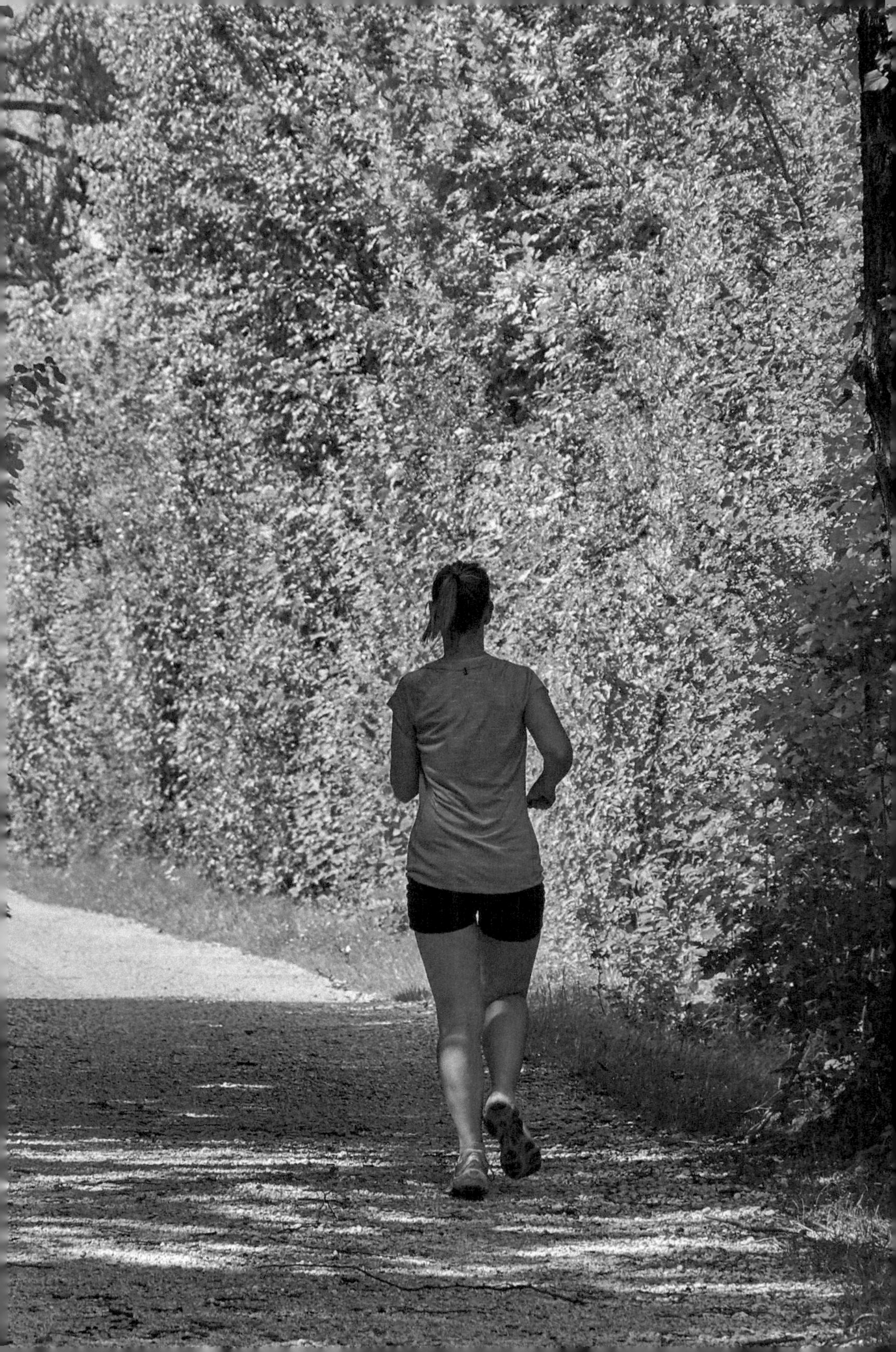

Bewegung – wir sind nicht zum Stillsitzen gebaut

Ich habe es bereits erwähnt und glaube, dass ich diesem Kapitel auch heute gar nicht mehr so viel an Grundlagen hinzufügen muss. Es ist inzwischen wirklich überall angekommen: Bewegungsmangel macht uns krank!

Nicht nur körperlich, sondern auch auf unser geistiges Wohlbefinden und das Gefühl, selbst etwas bewirken zu können, hat Bewegung definitiv einen Einfluss.

> Wenn Du Dich bewegst, baust Du Stresshormone ab, bekommst den Kopf besser frei, Deine Verdauung und Dein Stoffwechsel werden angeregt, Du stärkst Muskeln, Gelenke und Knochen, verbesserst Dein Körpergefühl und die Insulinempfindlichkeit Deiner Zellen, verbrauchst überschüssige Energie, die sonst in Fettpölsterchen angelegt wird, und entgiftest.

Dabei musst Du jetzt nicht beginnen, auf den nächsten Marathon zu trainieren. Ein Zuviel kann sogar wieder schädlich sein. Es geht vielmehr zunächst darum, überhaupt in Bewegung zu kommen und sich dabei vor allem wohlzufühlen, denn nur dann wird es sich wahrscheinlich in eine Gewohnheit verwandeln.

Wie leicht es Dir fällt und welche Sportarten und Intensität für Dich richtig sind, ist natürlich mal wieder recht individuell und kann sich auch verändern. Ayurveda und die Dosha-Typen können uns hier aber wieder ein bisschen Orientierung bieten.

So lässt sich schon vermuten, dass das ein wenig schwerfällige, auf Genuss ausgelegte **Kapha** etwas mehr Motivation aufbringen muss. Dabei brauchen Kapha-Typen definitiv Bewegung in ihrem Leben, um in Balance zu bleiben. Hier ist es besonders hilfreich, Spaß und den Wohlfühlfaktor einzuplanen. Zum Beispiel: Tanzen, Sauna nach dem Sport oder Yoga mit anschließender Entspannung. Schöne Natur oder eine ansprechende Umgebung und vor allem „Mitstreiter".

Pitta-Typen muss man meist nicht motivieren. Sie finden wir vor allem in kompetitiven Sportarten. In Sport ohne Ziel sehen sie nur wenig Sinn. Hier wäre der Marathon als höchstes Ziel vielleicht gar nicht so abwegig: wenn schon, denn schon. Da Pitta allerdings ohnehin zu Extremen neigt und sich dann auch gern mal überfordert, ist es wichtig, dass auch auf Ausgleich geachtet wird, z. B. durch Bewegung in der Natur, gezielte Entspannung und achtsame, auf innen ausgerichtete Bewegung wie Yoga oder Qigong.

Für **Vata** ist Bewegung an sich meist auch kein Problem, es ist ja per se das Bewegungsprinzip. Allerdings sind die meist eher schlanken Vata-Typen mit einer wechselhaften Konstitution ausgestattet, sodass das Durchhaltevermögen von Natur aus zu wünschen übrig lässt. Da Vata recht schnell erschöpft, heißt es hier mit Bedacht vorzugehen und auch für Ausgleich und Entspannung zu sorgen. Neue Ideen sind meist willkommen, also gern auch verschiedene Dinge ausprobieren, ohne sich zu verzetteln.

> Als Faustregel sagt man, Vata erschöpft am schnellsten und muss vorsichtig sein, Pitta ist auf Leistung ausgelegt, sollte aber den Ausgleich im Sinn haben, und Kapha darf, soll und kann aufgrund der Stabilität auch am meisten in Bewegung kommen.

Damit Bewegung nicht mehr aus deinem Alltag wegzudenken ist, brauchst Du auch hier zuerst einmal den ehrlichen Blick auf den Ist-Zustand. Wenn es Dir bisher schwergefallen ist: Schau auch hin, woran das lag. Manchmal reicht die Erkenntnis, dass Bewegung kein Freizeitvergnügen, sondern essenziell für Deine Gesundheit ist – wobei es Dir natürlich auch Spaß machen sollte.

Neben dem präventiven Effekt ist regelmäßige Bewegung teilweise einer medikamentösen Therapie überlegen. Das ist zwar mit unserer Prägung nicht ganz leicht zu erfassen, es ist aber so. Falls Sport für Dich bisher ein rotes Tuch war, beginne einfach langsam da, wo Du gerade stehst.

Gerade am Anfang solltest Du Dich nicht überfordern, weil sonst unter Umständen die Motivation gleich wieder verflogen ist. Dann vor allem suche Dir etwas, was Dir Freude bereitet, und steigere Dich Schritt für Schritt.

Eine Studie hat gezeigt, dass es beim Laufen nicht auf die Geschwindigkeit, sondern auf die Schrittzahl ankommt, wenn es um den Nutzen hinsichtlich der Sterblichkeit geht. Also einfach loslegen.

Selbst im Büro kurz aufzustehen, um zum Drucker oder in die Teeküche zu laufen, zeigt Effekt. Natürlich nicht, wenn Du Dich in der Teeküche an der Süßigkeitenschüssel bedienst.

Ein Stehpult oder Wechselpult kann hilfreich sein. Es gibt schon Ansätze, den Schreibtisch über ein durch Gehen angetriebenes Laufband zu stellen. Das habe ich mal in einem Bericht über den US-Ernährungswissenschaftler James A. Levine gesehen, der sich in der Sprechstunde so gehend mit seinen Patienten unterhält. Diese dürfen währenddessen auch laufen – einfach genial!

Im Internet findest Du jede Menge Anleitungen für kurze Workouts am Schreibtisch.

Ausreden gibt es also eigentlich keine. Die Möglichkeiten sind heute grenzenlos, Du brauchst nur etwas Kreativität und ein gutes „Wofür", um Dich selbst zu motivieren.

Deine Handlungen:

- ➡ **Fange irgendwo an, aber tu das dann konsequent.**
- ➡ **Schau spätestens nach einer Woche, ob Du einen weiteren Punkt hinzufügen kannst.**
- ➡ **Erinnere Dich: Neue Gewohnheiten brauchen Zeit und Wiederholung**
- ➡ **Mit Freude und einem guten Warum wird es leichter!**
- ➡ **Liste ehrlich auf, wie viel Du Dich bewegst und wann:**

  Das geht am besten, wenn Du das jeden Tag über 1–3 Wochen aufschreibst.
- ➡ **Schaue, was Dir dabei leichtfällt und Spaß macht.**
- ➡ **Welche Strecke kannst Du in Zukunft vielleicht laufen statt fahren?**
- ➡ **Wo wäre es leicht, Bewegung einzubauen?**

  Wenn Du Dich nicht bewegt hast, woran lag es?

  Schau hier genau hin!
- ➡ **Wenn Belohnungen Dich motivieren, belohne Dich:**

  z. B. mit einem schönen Ziel, wo Du nach Deiner Runde etwas trinken kannst – natürlich nicht alkoholisch – oder mit Wellness (Sauna/Badewanne) zum Abschluss.
- ➡ **Setze Dir realistische Ziele, was Sport und gezielte Bewegung betrifft:**

  Beginne lieber langsam.

- ➡ **Überlege, was Du schon immer mal ausprobieren wolltest, und melde Dich an oder verabrede Dich dazu, z. B. Tanzen, Yoga, Walken, Turnen, Joggen, Radfahren (ja, auch E-Bike ist besser als keine Bewegung), Klettern, Rudern, Bauchtanz…**
- ➡ **Suche Dir Gesellschaft und/oder Commitment.**

  Wenn Du verabredet bist, ist meist der innere Schweinehund kleiner.
- ➡ **Vermutlich geht es Deinen Freunden ähnlich – schlag doch mal eine Wanderung vor statt eines Treffens beim Italiener.**
- ➡ **Falls Du nicht selbst einen Hund hast, führe regelmäßig einen Hund aus der Nachbarschaft aus. Dabei tust Du dem Besitzer wahrscheinlich noch etwas Gutes.**
- ➡ **Manchmal ist auch Geld ein guter Motivator. Wenn Du das Fitnessstudio, den Kurs oder Personaltrainer bezahlt hast, gehst Du vielleicht alleine schon deshalb hin.**

Baue täglich ein Minimum an Bewegung ein – irgendetwas:

- ➡ **Mach 5 Minuten Stretching, Yoga oder eine Runde ums Haus, bevor Du ins Auto steigst.**
- ➡ **Nimm ab heute die Treppe statt den Lift.**
- ➡ **Stelle Dir den Timer und stehe mindestens einmal stündlich auf, strecke Dich und atme tief ein und langsam aus.**

Gute Nacht

Auch wenn ich Dir wünsche, dass Du nicht dazugehörst und schläfst wie ein Baby, ist die statistische Wahrscheinlichkeit, dass Du unter Schlafstörungen leidest, ist leider recht hoch. Auch in meine Praxis kommen sehr viele Menschen, die, selbst wenn sie keine offensichtlichen Schlafprobleme haben, über einen Energiemangel klagen und sich auch nach adäquater Stundenzahl beim Erwachen unausgeschlafen fühlen.

Die Gründe haben wir schon zuvor angerissen, und Du darfst selbst schauen, wenn Du betroffen bist, woran es bei Dir liegen könnte.

> Häufig ist es schlichtweg eine zu kurze Schlafdauer, wobei ich auch oft beobachte, dass selbst bei eigentlich ausreichender Schlafdauer eine frühere Schlafenszeit Wunder wirken kann.

Ich höre oft, dass ein Tief am früheren Abend erlebt wird, aber dass man so früh noch nicht ins Bett gehen könne. Das ist schlichtweg nur in unseren Köpfen so. Zu anderen Zeiten herrschten bzw. in anderen Kulturen herrschen auch heute noch abweichende Normen.

Ebenso hält sich hartnäckig die Sorge, dann mitten in der Nacht wieder aufzuwachen. Während das natürlich vor allem in den ersten Nächten möglich ist, beobachte ich auf längere Sicht eher das Gegenteil.

Wenn wir die Signale des Körpers ignorieren und dem Bedürfnis nach Schlaf nicht nachgehen, ist unser Körper so solidarisch, dass er dann noch mal über die Produktion von Stresshormonen weitermacht. Das merkst Du vor allem daran, wenn Du nach so einem Fasteinschlafen auf der Couch plötzlich wieder hellwach bist und Dich gar nicht mehr müde fühlst – oder eben erst am nächsten Morgen, wenn der Wecker klingelt. Typisch ist das auch bei kleinen Kindern, die zuerst müde erscheinen und dann auf einmal wie ein Gummiball durchs Haus oder im Bettchen auf und ab hüpfen.

Schau auch hin, wie es mit Deinem Kaffeekonsum aussieht. Wenn Du Schlafprobleme hast, rate ich Dir, Koffein wegzulassen. Auch wenn das natürlich gerade durch die Müdigkeit sehr schwer sein dürfte, ist es unter Umständen der Schlüssel, Deine Probleme zu lösen. Am besten versuchst Du das allerdings, wenn Du gerade mal nicht funktionieren musst, z. B. im Urlaub.

Natürlich gibt es auch viele Dinge, die unseren Schlaf beeinträchtigen können, auf die wir nur bedingt Einfluss haben. Trotzdem ist es sinnvoll, sie zu identifizieren, denn erst dann kannst Du über Lösungen nachdenken.

Schwere oder zu späte Mahlzeiten können Deinen Schlaf beeinträchtigen, auch wenn Du keine Verdauungsbeschwerden hast. Schichtdienst, ein schnarchender Partner, häufiges nächtliches Wasserlassen (vielleicht trinkst Du abends zu viel Tee?), die Straßenlampe vorm Schlafzimmerfenster, eine schlechte Matratze, die falsche Temperatur im Zimmer, Hitzewallungen in den Wechseljahren ...

Letztlich ist es nicht wichtig, wann und wie Du Deinen Schlaf bekommst, ob Du dafür aus dem Schlafzimmer ausziehen, Deine Essgewohnheiten oder Deine Schlafenszeiten ändern musst, solange Du Dich damit wohlfühlst. Du solltest Deine Energiereserven täglich auffüllen können, damit Dein Körper sich regeneriert und Du frisch und schwungvoll in den Tag starten kannst.

> Vielleicht brauchst Du auch eine Pause in der Tagesmitte. Viele erfolgreiche Menschen haben einen Powernap in ihrer Tagesroutine.

Auch wenn die ayurvedische Medizin davon eher abrät, da ein Mittagsschlaf die Trägheit erhöhen kann, würde ich das nicht dogmatisch sehen wollen. Gerade einem Vata-Menschen in unserer Vata-Gesellschaft tut eine Pause in der Tagesmitte sehr gut. Selbst wenn Schlafen mitten am Tag Dir nicht entspricht, probiere doch zumindest einmal, Dir den Timer zu stellen und wenigstens kurz zu entspannen. Der Timer ist sehr hilfreich, um wirklich loszulassen, weil Du keine Angst haben musst, doch einzuschlafen, und Du auch nicht dauernd auf die Uhr schauen musst, ob Du nun schon zu lange Pause machst.

Schließe dabei gern auch kurz die Augen, mache einfach mal gar nichts – auch nicht den Rest des Tages planen! Genieße eine Tasse Tee oder meditiere.

Eine **kurze geführte Entspannung ist in Deinem Downloadpaket enthalten: www.drpetrabarron.de/deine-links-zum-buch**

Vata-Typen brauchen übrigens auch mehr Schlaf und Ruhe als die anderen Doshas. Auch finden wir die meisten Ein- und Durchschlafstörungen vor allem in der Vata-Zeit: Zwischen 2 und 6 Uhr morgens wachen viele auf und kommen nur noch schwer zu Ruhe. Hier greift dann tatsächlich mein Tipp von oben, dass eine frühere Schlafenszeit letztlich auch zu verbessertem Durchschlafen führt. Allerdings dauert es oft eine Weile, und es bedarf zusätzlich anderer Vata-reduzierender Maßnahmen, bis das aggravierte Vata wieder genug Ruhe im System hat.

Im Ayurveda sagt man über den Daumen gepeilt, dass:

- Vata ca. 8–10 Stunden Schlaf täglich benötigt,
- Pitta 7–9 Stunden und
- Kapha durchaus auch etwas weniger.

Als gute Schlafenszeit wird ca. 22 Uhr empfohlen.

Auch wenn Du im Urlaub besser schläfst als sonst, lohnt es sich, nach Gründen hierfür zu suchen. Sind Deine Tage überlastet? Nimmst Du Arbeit mit nach Hause und wälzt die Probleme im Kopf? Dann ist es hilfreich, Rituale zu schaffen, mit denen Du Dich bewusst von Deiner Arbeit abgrenzt. Zum Beispiel, indem Du nicht direkt nach Hause gehst, sondern einen Puffer einbaust, vielleicht einen Spaziergang oder Sport.

Generell können offene Loops, also Gedanken und Vorgänge, die nicht abgeschlossen sind, zu schlechtem Schlaf führen. Das kannst Du Dir ähnlich einem spannenden Buch vorstellen, das Dich am Ende des Kapitels immer wieder in der Luft hängen lässt, sodass Du weiterlesen möchtest. Dein Bewusstsein und auch Dein Unterbewusstsein mögen so etwas gar nicht und versuchen, alles zu tun, um den Kreis zu schließen, auch wenn das in dem Moment nicht möglich ist.

Falls Du das kennst, versuche Dich vor dem Schlafengehen nochmals zu sammeln und verschiebe bewusst, am besten schriftlich, offene Probleme auf den nächsten Tag. Es aufzuschreiben, lässt Dich wahrscheinlich schon etwas entspannen, weil Du keine Angst haben musst, es bis zum nächsten Tag zu vergessen.

> Den Tag bewusst abzuschließen, ist bewährter Teil einer guten Schlafhygiene.

Für die meisten Menschen bedeutet das, Tagebuch zu führen und das Geschehene nochmals kurz Revue passieren zu lassen. Sehr tiefgreifend und auf Dauer regelrecht lebensverändernd ist es, hierbei vor allem auf das zu achten, für was Du dankbar sein kannst. Wie klein es auch sein mag. Zusätzlich kannst Du Deinen Fokus auf Deine Erfolge lenken, auch wenn sich das zuerst einmal hölzern anfühlt, Dich für Deine alltäglichen Taten selbst zu loben. Es lohnt sich! Deine Aufmerksamkeit wird dadurch auf das geleitet, von dem Du mehr im Leben haben möchtest. Mehr dazu später.

Ebenfalls zu guter Schlafhygiene gehört ein angenehmes Raumklima. Dein Schlafzimmer sollte möglichst frei von elektronischen Geräten sein, dunkel und eher kühl. Sorge dafür, dass Du Dich in Deinem Bett wohlfühlst, vielleicht brauchst Du eine andere Beleuchtung oder anderes Bettzeug. Wenn Dich der Wäschekorb stört, hinaus damit. Das Gleiche gilt für Deinen Partner … Spaß beiseite: Es ist ein Mythos, dass eine Partnerschaft nur dann gut sein kann, wenn man täglich das Bett teilt. Im Gegenteil können getrennte Schlafzimmer durchaus die Gesundheit und eine Ehe retten, wenn man dies offen und ohne Vorwürfe miteinander klärt. Nicht selten kommt dann sogar erst wieder Schwung in die Beziehung.

Über Schlafmittel, die häufig die schnelle Alternative zu guter Schlafhygiene sind, habe ich mich bereits ausgelassen, möchte aber gern noch ein Wort zum beruhigenden Glas Rotwein am Abend verlieren. Ich habe nicht vor, Dir das zu nehmen. Für viele Menschen ist es ein entspannendes Ritual am Abend, gemütlich den Tag mit einem schönen Glas Wein oder Bier ausklingen zu lassen. Wenn es bei einem bleibt, ist das auch völlig in Ordnung. Solltest Du aber über Schlafprobleme klagen oder morgens ziemlich „lätschig“ und verknittert aufwachen, dann rate ich Dir, doch den Versuch zu machen, stattdessen mal für ein paar Wochen lieber einen schönen Tee zu trinken. Alkohol entspannt zwar meist und hilft beim Einschlafen, verändert unsere Schlafqualität aber auch in kleinen Mengen nicht unbedingt zum Positiven.

Natürlich solltest Du dann nicht stattdessen eine ganze Kanne Tee trinken, sonst hast Du nachts das nächste Problem ;-)

Da guter Schlaf immer im ganzheitlichen Licht zu betrachten ist, können diese Vorschläge natürlich nicht alle Schlafstörungen beheben. Auch Bewegung, Ernährung und vor allem Deine Gesamtzufriedenheit spielen eine wesentliche Rolle und sollten bedacht werden. Gerade bei komplexeren Störungen braucht es auch oft professionelle und ganzheitliche Hilfe.

Noch ein Wort zum Wecker: Selbst wenn Du eigentlich gut schläfst, kann es sein, dass der teilweise brutale Riss aus dem Schlaf morgens direkt für schlechte Laune sorgt. Sorge auch hier für Dich, indem Du einen angenehmen Klingelton wählst, der langsam lauter wird. Auch könnte ein Lichtwecker eine gute Alternative für Dich sein, sanft aus dem Tiefschlaf aufzuwachen.

Ayurvedisch gesehen sollte man morgens die Vata-Zeit, also spätestens 7 Uhr, nutzen, um diesen Schwung und die Bewegung mit in den Tag zu nehmen. Danach folgt die Kapha-Zeit – vielleicht hast auch Du schon einmal erlebt, wie nach einem langen Ausschlafen am Wochenende sich die damit einhergehende Trägheit durch den ganzen Tag zieht. Experimentiere einfach mal damit.

Wenn Du kannst, nimm Dir nach dem Aufwachen nochmals 10 Minuten ganz für Dich, beobachte die ersten Gedanken des Tages, die Botschaft Deiner Träume und richte Dich bewusst für den neuen Tag aus. Deine Geisteshaltung macht einen großen Unterschied.

> Bevor Du loslegst: Gib Dir Zeit – Schlafprobleme entstehen selten von heute auf morgen und verschwinden auch selten schnell wieder (auch wenn es das gibt). Wenn Du das Gefühl hast, dass ein medizinisches Problem dahintersteckt, hol Dir Hilfe und kläre das ab.

Deine Handlungen:

Schau auch hier wieder genau hin:

- ➡ Gibt es überhaupt ein Problem, oder schläfst Du einfach nicht nach der „Norm"?
- ➡ Bist Du ausgeschlafen?
- ➡ Bist Du über Tage energetisch wach und gut drauf?
- ➡ Auch wenn Du dafür vielleicht einen kurzen Mittagsschlaf brauchst – probier es im Zweifel einfach mal aus.
- ➡ Wann schläfst Du gut ein? Wann nicht?
- ➡ Wie lange (wie viele Stunden) schläfst Du im Urlaub, bis Du von alleine aufwachst und Dich ausgeschlafen fühlst?
- ➡ Unterziehe Deine Matratze, Dein Bettzeug und Deine Schlafumgebung einer gründlichen Prüfung.
- ➡ Auch wenn Du denkst, nichts verändern zu können, werde Dir bewusst, was genau Dich stört und was Du stattdessen gerne hättest – dann können auch Lösungen entstehen.
- ➡ Wenn Du die Gedanken des Tages nicht ablegen kannst, schreibe alles auf und lass es damit bis morgen los. Wenn es sein muss, leg Dir einen Block auf den Nachttisch – dann kannst Du nichts vergessen.
- ➡ Verbanne Dein Smartphone und sämtliche Elektronik aus deinem Schlafzimmer oder stelle zumindest den Flugmodus ein.

Nimm Dir für die 30 Minuten vor Deiner geplanten Schlafenszeit Zeit zum Runterkommen:

- ➡ Nimm ein Bad oder eine Dusche, öle Dich genussvoll ein.
- ➡ Lies ein schönes Buch.
- ➡ Höre entspannende Musik.
- ➡ Tanze für Dich allein, wenn Du das Gefühl hast, in Deinem Körper ankommen zu müssen (und raus aus dem Kopf).
- ➡ Mach Yoga.
- ➡ Meditiere.
- ➡ Mach eine Duftlampe mit beruhigenden Ölen an (Lavendel).
- ➡ Sorge für frische Luft und eine angenehme, eher kühlere Temperatur (für die meisten Menschen sind ca. 18 Grad angenehm).

Wenn Du nachts aufwachst und merkst, dass das Wiedereinschlafen schwierig ist, sei sanft mit Dir:

- ➡ Bevor Du Dich immer mehr aufregst, stehe lieber kurz auf, mach Dir einen Kräutertee oder lies ein paar Seiten.
- ➡ Du kannst auch eine geführte Entspannung zu Hilfe nehmen.
- ➡ Probiere aus, was Dir gut tut.
- ➡ Wenn Du müde aufwachst, plane gleich 10 Minuten für einen Powernap ein – das geht auch im Bürostuhl, auf der Parkbank oder im Auto und kann Wunder wirken.

Wenn das Aufwachen schwierig ist:

- ➡ Probiere einen Lichtwecker aus.
- ➡ Überlege, ob Du genug Schlaf bekommst, und passe ggf. Deine Schlafenszeit langsam an.
- ➡ Überlege, ob Du Dich fitter fühlst, wenn Du früher aufstehst (Vata-Zeit), und passe ggf. Deine Schlafenszeit an.
- ➡ Nimm Dir nach dem Aufwachen kurz Zeit nur für Dich allein, ohne gleich aus dem Bett zu springen:
- ➡ beispielsweise für eine kurze Meditation oder um Dich für den Tag positiv auszurichten.
- ➡ Wie möchtest Du den Tag erleben? Versuche etwas zu finden, für das Du dankbar bist, und etwas, worauf Du Dich freust.

> Beginne Deinen Tag gelassen, auch wenn Du nicht gut geschlafen hast: Wenn Du Dich stresst, wird der Tag auch nicht besser.

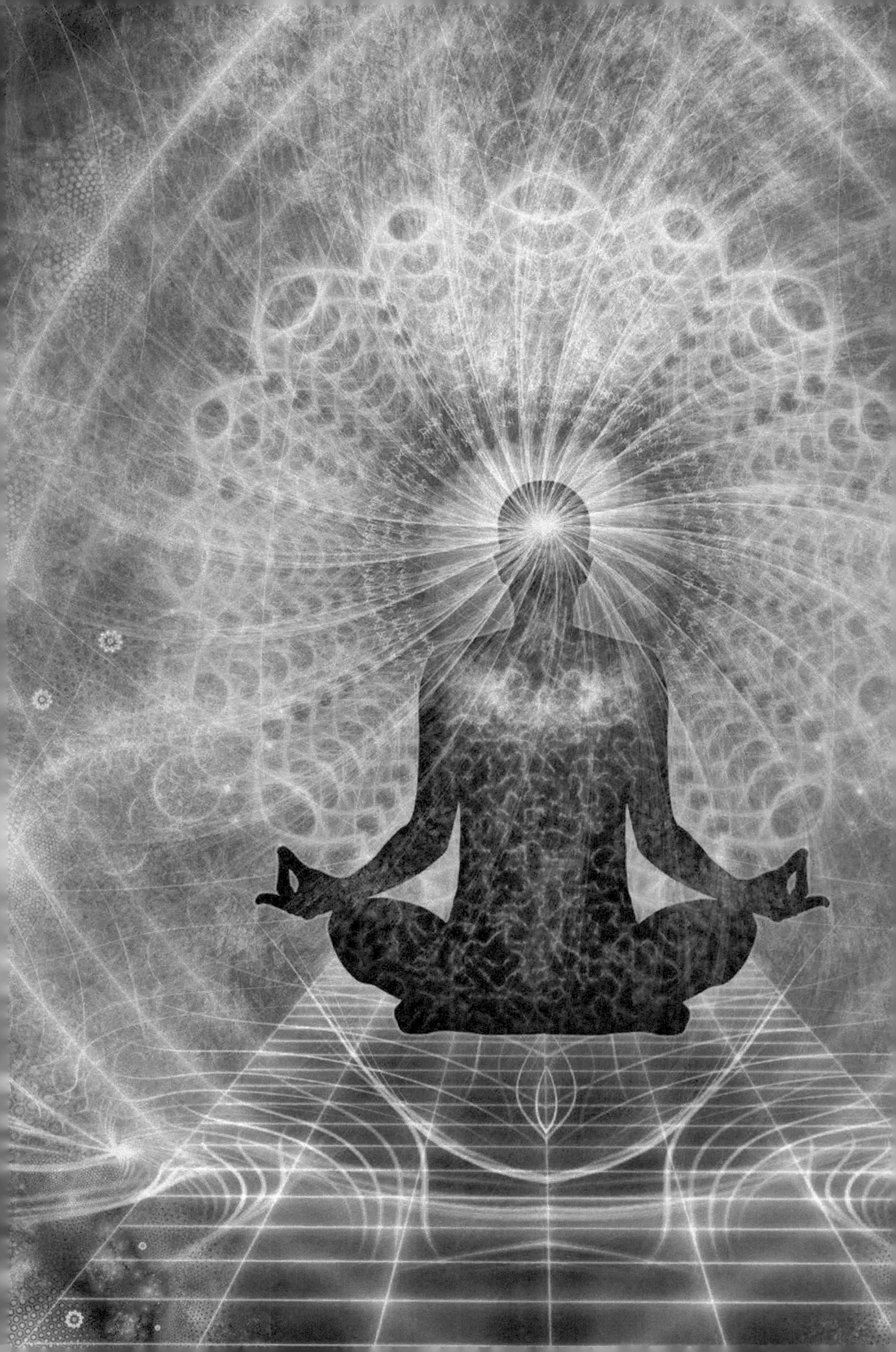

Stress und wie Du damit umgehen kannst

„Wir haben die Tendenz,
in Begriffen von Handeln zu denken und nicht in Begriffen von Sein.
Wir glauben, wenn wir nichts tun, vergeuden wir unsere Zeit.
Das ist nicht wahr.
Unsere Zeit ist zunächst für uns da, um zu sein.
Um was zu sein? Um lebendig zu sein.
Um Frieden zu sein. Um Freude zu sein. Um zu lieben.
Und das ist es, was die Welt am dringendsten braucht.“

(Thich Nhat Hanh, buddh. Mönch)

Stress – er ist in aller Munde, fast jeder sagt von sich, er habe Stress. Was ist das überhaupt, von dem wir da alle reden?

> Das Wort Stress kommt aus dem Englischen, es steht für Druck oder Anspannung und bezeichnet erst einmal einfach die psychischen und physischen Reaktionen von Lebewesen auf einen spezifischen äußeren Reiz (Stressoren).

Das ist also per se nichts Schlechtes, denn hätten unsere Vorfahren nicht mit Anspannung auf lebensbedrohliche Reize reagiert, sondern ganz gelassen mit dem angreifenden Raubtier versucht zu reden, gäbe es uns heute wohl nicht mehr. Stress befähigt unser System zu gezielten und teilweise herausragenden Leistungen, die zur Bewältigung besonderer Anforderungen nötig sind. Dafür ist unser Körper genial ausgestattet.

Ist ein entsprechender Reiz einmal als wirklich bedrohlich identifiziert, kommt plötzlich und sehr schnell eine Kaskade in Gang, die dann auch nicht mehr aufzuhalten ist. In einer lebensbedrohlichen Situation hat es auch wenig Sinn, über unsere körperliche Reaktion immer wieder aufs Neue nachzudenken, um dann zu entscheiden, welche Organe jetzt mehr Energie zur Verfügung gestellt bekommen. Gesteuert wird diese Stressreaktion durch unser unwillkürliches Nervensystem, genauer gesagt den sympathischen Teil davon. Über eine Aktivierung des Sympathikus werden direkt oder indirekt über die Wirkung von Adrenalin und Noradrenalin Organfunktionen verändert, sodass eine möglichst effektive körperliche Reaktion erfolgen kann.

Die Pupillen erweitern sich, Zucker wird bereitgestellt, die Herzfrequenz steigt, die Bronchien werden erweitert, der Mund wird trocken, da Speichel gerade nicht benötigt wird. Die Durchblutung der inneren Organe sinkt, während gleichzeitig die Durchblutung in der Muskulatur gesteigert wird.

Der Körper ist bereit zu kämpfen oder zu laufen.

Alles, was gerade nicht benötigt ist, wird gedrosselt, die Verdauung, die Aktivität der Geschlechtsorgane, aber auch die Funktion des am weitesten entwickelten Gehirnteils, der Großhirnrinde. Wie gesagt, Denken hat in einer ursprünglichen Stresssituation nicht viel Sinn. Leider ist das aber auch in heutigen als Stress empfundenen Situationen nicht wirklich anders.

Überlebte man die Situation und kam vielleicht sogar nach gewonnenem Kampf mit einem fetten Braten zurück nach Hause, waren tatsächlich viele der Stresshormone bereits durch die Aktion wieder abgebaut und Entspannung konnte durch die Umkehr der Kaskade und eine Aktivierung des Parasympathikus erneut eingeleitet werden.

Und hier liegt das Problem der heutigen Zeit.

Natürlich gibt es auch heute noch Situationen, in denen die ursprüngliche Reaktion genau richtig ist. Wenn ein Zug auf uns zugerast kommt, brauchen wir jede Reserve, und zwar schnell. Allerdings sind heute die Stressoren subtiler geworden. Man erkennt sie nicht mehr direkt, und die entsprechenden Kaskaden laufen oft ab, ohne dass sie uns bewusst werden. Da viele Situationen uns auch dauerhaft stressen, kommt es häufig nicht mehr zur vollständigen Entspannung. Außerdem werden Stresshormone kaum noch durch die körperliche Reaktion abgebaut. Es ist auch eher nicht adäquat, aus dem beängstigenden Meeting mit dem Chef oder einem aggressiven Kunden einfach davonzulaufen. Auch Kämpfen ist selten möglich, zumindest nicht körperlich.

Daher gehen viele Menschen, ohne es zu merken, in die dritte mögliche Reaktion, nämlich die Starre.

> Besser bekannt sind die Ausdrücke inzwischen auf Englisch: fight, flight and freeze.

Wir kennen diese Reaktion auch aus dem Tierreich, wenn sich ein bedrohtes Tier totstellt, damit der Angreifer es übersieht oder nicht mehr als Beute betrachtet. Tiere, die das überleben, werden aber oft dabei beobachtet, wie sie nachher die angestauten Stresshormone und die körperliche Anspannung regelrecht abschütteln, indem sie scheinbar unkontrolliert zittern. Danach fressen sie weiter, als sei nichts geschehen. Doch auch das ist für uns hochentwickelte Menschen selten angebracht, zumindest nicht in der Öffentlichkeit.

Tatsächlich ist aber Bewegung ein exzellenter Faktor, um den negativen Auswirkungen von unverarbeitetem oder Dauerstress entgegenzuwirken. Du kannst laufen, schwimmen, tanzen – was Dir Spaß macht. Bewährt hat sich für viele auch, die Bewegung aus dem Körper kommen zu lassen.

Mach dazu einfach Musik an, gern auch etwas wilder, rhythmischer, schließ vielleicht sogar die Augen und lass Deinem Körper freien Lauf. Gerade die unkoordinierten Bewegungen, das Archaische hilft vielen Menschen, wieder in Kontakt mit ihrem Körper zu kommen.

Sorge allerdings dafür, dass Du Dich nicht verletzen kannst, wenn es etwas wilder wird.

Ich habe oben bereits geschrieben, dass im akuten Stress oder bei Angst unser rationales Denken deutlich eingeschränkt ist. Das kennen viele als Blackout in einer Prüfungssituation. Aber auch beim Streit mit dem Partner oder bei Stress im Büro fällt es uns oft schwer, vernünftig zu handeln oder sachlich zu bleiben. Ein erster Schritt ist wieder, dies zu erkennen und entsprechend für eine Unterbrechung der Situation zu sorgen. Auch wenn wir im Kampf- oder Fluchtmodus lieber einfach weiterstreiten, davonlaufen und Türen knallen oder uns verkriechen möchten.

Schnelle **Entspannung für zwischendurch: Tief und langsam durchatmen hilft. Der Fokus sollte auf einer vollständigen Ausatmung liegen.**

Stress und langsamer Atem passen nicht zusammen. Du kannst Dir auch bildlich vorstellen, wie Du aus der Situation heraustrittst und am besten von oben auf die Situation hinabschaust.

Am besten übst Du das täglich. Nimm Dir mindestens dreimal täglich eine Minute und atme mehrmals langsam und vollständig aus und wieder ein. Das bewirkt Wunder. Achte außerdem auf Deine Körperhaltung.

Eine Menge von dem, was uns heute beschäftigt, findet auf geistiger Ebene statt. In den Seminaren berichten viele Menschen, dass sie ihren Körper den Großteil des Tages gar nicht spüren. Stelle das Hamsterrad im Kopf ganz bewusst immer wieder auf Pause und spüre in Deinen Körper hinein. Wie fühlen sich Deine Füße auf dem Boden an, wo bist Du vielleicht verspannt, haben Deine Organe Platz, oder sitzt Du so vornübergebeugt, dass sie seit Längerem eingequetscht sind? Das lässt sich wunderbar mit dem stündlichen Aufstehen aus dem Kapitel „Bewegung" verknüpfen.

Auch wenn solche allgemeinen Maßnahmen jedem helfen können, ist Dir bestimmt schon aufgefallen, dass Menschen ganz verschieden auf Stress reagieren. Entsprechend brauchen sie auch oft unterschiedliche Strategien, um damit umzugehen.

Ein gewisses Level an Anspannung ist sogar gesund, denn wir brauchen auch Stimulation, um uns wohlzufühlen. Wir brauchen den Reiz, um unsere Komfortzone weit zu halten oder zu vergrößern. Wenn wir etwas

Neues geschafft haben, fühlen wir uns gut und bauen durch die kontinuierliche Dehnung unseres Geistes auch unsere Resilienz und unsere Schutzfaktoren auf.

Ganz ohne Stress ist es also auch nicht gut. Deshalb ist es wichtig, dass Du Deine ganz eigene Balance zwischen An- und Entspannung findest, mit der Du weder unter- noch dauerhaft überfordert bist.

Auch hier kann uns der Ayurveda wieder ein Stück weiterhelfen, wenn wir uns die verschiedenen Typen und ihre Reaktion auf Stress anschauen.

Vata-Menschen sind unter Druck recht schnell überfordert. Sie versuchen zu Beginn noch alles irgendwie gut unter einen Hut zu bekommen, da sie aber von Natur aus dazu neigen, sich von vornherein zu viel vorzunehmen, verzetteln sie sich dann rasch, und die Ergebnisse lassen zu wünschen übrig. Wenn die Überforderung anhält, kommt es oft zu Schlafproblemen und Ängsten bis hin zur Depression, die sich aber in einer Überreizung äußert. Vatas sollten also lernen, sich frühzeitig abzugrenzen und für Regelmäßigkeit und ausreichend Ruhe und Schlaf zu sorgen. Sie entspannen oft besser und effektiver allein.

Pitta-Typen brauchen und suchen die Herausforderung. Unter Stress fühlen sie sich lebendig und können zeigen, wie gut sie sich organisieren und was sie leisten können. Deshalb finden wir Pitta auch oft in Führungspositionen und verantwortungsvollen Tätigkeiten. Allerdings erkennen sie oft ihre Grenzen nicht oder zu spät. Sie sind die typischen Burn-out-Kandidaten, die zunächst ständig mehr von sich und ihren Mitmenschen fordern und immer mehr arbeiten. Bis dann irgendwann der Tank komplett leer ist. Es ist leider gar nicht so einfach, einen Pitta auf diesem Kurs von außen zu erreichen. Deshalb ist es das Beste, sich selbst gut zu kennen und es gar nicht erst so weit kommen zu lassen.

Sport, allerdings ohne zusätzlichen Leistungsdruck, sondern zum Runterfahren, wie Joggen in der Natur oder Schwimmen, hilft hier oft sehr gut. Kombiniert mit gezielter Entspannung und Ruhe zum Ausgleich, z. B. Yoga oder auch gezielt Meditation, möglichst bevor der Stress zu groß ist.

Menschen mit einem hohen **Kapha**-Anteil sind von Natur aus nur schwer aus der Ruhe zu bringen und aufgrund ihrer Veranlagung nicht ganz so ehrgeizig und deshalb recht stressresistent. Allerdings fällt es diesen Menschen oft schwer, Nein zu sagen, sodass es auch hier zu Überlastung kommen kann. Dies äußert sich dann am ehesten in Lethargie, einem erhöhten Schlafbedürfnis, der Freeze-Reaktion bis hin zu einer Depression, die von Starre und Schwere geprägt ist. Auch hier hat sich Sport bewährt sowie Leichtigkeit in jedem Sinne. Diese Menschen dürfen lernen, sich abzugrenzen und auf ihre Freude zu achten; sie entspannen aber gut in netter Gesellschaft.

> Hier kommt natürlich wieder Deine Intuition ins Spiel und, noch wichtiger, Deine Selbstliebe. Leider leben wir in einer Gesellschaft, in der es gerade erst wieder modern und gesellschaftsfähig wird, auf sich zu achten und aktiver Entspannung einen Platz im Alltag einzuräumen.

Oft treffe ich vor allem Frauen, die sich selbst ganz hinten auf ihrer Prioritätenliste einordnen. Es scheint wichtiger, etwas zu leisten, zu tun, als einfach auch mal zu sein.

Auch mir fällt es immer noch nicht leicht, Zeiten fürs Nichtstun einzurichten. Dabei ist das so wichtig! Für unsere Egos wirkt das aber wie vergeudete Zeit. Bewundert werden meist die Menschen, die besonders viel erreichen, Karriere, Familie und Sport unter einen Hut bringen. Die Folgen sind immer öfter Depression und Burn-out. Unser Leben ist heute so voll und schnell, dass wir im Endeffekt oft nicht mehr hinterherkommen und die Alarmsignale des Körpers überhören. Selbst wenn sie krank sind, gehen viele Menschen weiter zur Arbeit und unterdrücken die Symptome mit einer Tablette. Und das Schlimmste ist: Das wird als normal und erstrebenswert erachtet. Dabei wissen wir schon lange, dass die Menschen meist ohne Druck und mit entsprechender Freiheit wesentlich effizienter arbeiten. Aber ich denke, auch hier wird letztlich jeder nur für sich selbst sorgen können. Auch wenn es sich lohnt, mal hinzuschauen, warum es Dir vielleicht so schwerfällt, Deine Entspannung auf der Prioritätenliste nach oben zu rücken, ist es viel wichtiger zu überlegen, wie Du zu mehr Entspannung kommst.

Mir hat dabei ein Kommentar meiner Ausbilderin in Kombination mit einem Zitat die Augen geöffnet. Vielleicht hilft Dir das ja auch. Als ich mich beklagt hatte, dass es mit den Kindern, dem Haushalt, der Arbeit alles so viel sei und ich mir ja keine Auszeit nehmen könne, fragte sie mich, ob ich mich eigentlich nicht für arrogant halten würde, zu glauben, dass das alles nicht ohne mich auch funktionieren würde.

Wenigstens ab und zu sollte das ja wohl möglich sein. Das saß. Arrogant – nicht etwa selbstlos.

Dazu das Wissen, dass ich ohne Pause die meiste Zeit wohl eher nicht die beste Version meiner selbst war.

> Nur wenn Deine Schale voll ist, kannst Du ausschenken …

„Wenn du vernünftig bist, erweise dich als
Schale und nicht als Kanal,
der fast gleichzeitig empfängt und weitergibt,
während jene wartet, bis sie gefüllt ist.
Auf diese Weise gibt sie das, was bei ihr
überfließt, ohne eigenen Schaden weiter.
Lerne auch du, nur aus der Fülle auszugießen,
und habe nicht den Wunsch, freigiebiger zu sein
als Gott.

Die Schale ahmt die Quelle nach. Erst wenn sie
mit Wasser gesättigt ist, strömt sie zum Fluss,
wird sie zur See. Du tue das Gleiche! Zuerst
anfüllen und dann ausgießen.
Die gütige und kluge Liebe ist gewohnt
überzuströmen, nicht auszuströmen.
Ich möchte nicht reich werden, wenn du dabei
leer wirst.
Wenn du nämlich mit dir selber schlecht
umgehst, wem bist du dann gut?
Wenn du kannst, hilf mir aus deiner Fülle,
wenn nicht, schone dich.“

(Bernard de Clairvaux, ca. 1090–1153,
mittelalterlicher Abt)

Es gibt noch ein schönes Zitat, das meines Wissens auch auf Bernard de Clairvaux zurückgeht, in dem er über die Stadien der Liebe spricht. Sinngemäß wird gesagt, das erste und unterste Stadium der Liebe ist die egoistische Selbstliebe: Ich liebe mich um meinetwillen. Darauf folgt die egoistische Liebe für eine andere Person, die man vermeintlich liebt, aber nur um sich selbst aufzuwerten: Ich liebe Dich um meinetwillen. Das dritte Stadium ist die selbstlose, aufopfernde Liebe, bei der man sich aber selbst vergisst: Ich liebe Dich um deinetwillen. Die höchste Form der Liebe ist aber hiernach, sich selbst zu lieben und für sich selbst zu sorgen, um dem anderen in seiner besten Weise dienen zu können: Ich liebe mich um deinetwillen.

Nun bin ich doch ein wenig in das Thema Selbstliebe hineingerutscht. Ich habe allerdings in vielen Gesprächen über Stress gelernt, dass Selbstliebe und echte Entspannung eng zusammengehören. Denn meistens sind es nur wir selbst, die uns nicht erlauben, zu entspannen, und uns stattdessen zu immer mehr Leistung antreiben. Auch ich darf hier noch weiterlernen, da Stress in meinen Augen der Auslöser für die meisten gesundheitlichen Probleme ist.

Ich höre ungefragt von fast jeder Krebspatientin, dass sie die Ursache ihrer Erkrankung in einer zu großen Belastung sieht. Viele fragen sich, warum sie nicht schon viel länger gehandelt haben, sondern erst eine solche Diagnose brauchen, um sich Veränderung zu erlauben. Spätestens dann geht es auf einmal meist doch, sich Zeit für sich zu nehmen.

Wir sollten nicht so lange warten!

Deine Handlungen:

- ➡ Mache Entspannung zur Priorität und plane feste Zeiten dafür ein.
- ➡ Übe Gelassenheit. Du musst nicht auf alles reagieren.

Entspanne Deinen Körper:

- ➡ Bewegung, auch gern freies Tanzen, nichtlineare Bewegung, am besten täglich.
- ➡ Atme.
- ➡ Tief und langsam, mehrmals täglich 5–10-mal. Das hilft auch oft akut.
- ➡ Achte auf Deine Körperhaltung, wann immer Du daran denkst.
- ➡ Stelle Dir die Erinnerungsfunktion am Smartphone, um immer wieder kurz innezuhalten, in Deinen Körper hineinzuspüren und zu atmen.
- ➡ Wenn es Dir allein schwerfällt, zu entspannen, arbeite mit Musik oder geführten Meditationen.
- ➡ Probiere eine Meditation von mir aus.
- ➡ Gezielte Entspannungstechniken funktionieren oft nach körperlicher Betätigung besser, z. B. Entspannung nach dem Yoga, der Sauna oder nach dem Krafttraining.

Entspanne Deinen Geist:

➡ Schlafe ausreichend und mache Pausen.

➡ Kläre Konflikte wo möglich sofort.

➡ Schließe den Tag abends mit einem schönen Ritual ab.

➡ Zünde eine Kerze an und schaffe Dir eine schöne Atmosphäre.

➡ Genieße eine Badewanne, auch wenn die Küche nicht geputzt ist.

➡ Schreibe Tagebuch.

➡ Vermeide TV und Social Media – dabei entspannt man nur bedingt.

Hier findest Du verschiedene Meditationen, die Dir dabei helfen können, zum Beispiel '5-Minuten-für Dich' für zwischendurch: www.drpetrabarron.de/deine-links-zum-buch

Die Kraft Deiner Gedanken

„Wenn wirkliches Neuland betreten wird,
kann es vorkommen,
dass nicht nur neue Inhalte aufzunehmen sind,
sondern dass die Struktur des Denkens sich
ändern muss,
wenn man das Neue verstehen will."

(Werner Heisenberg, 1901–1976, deutscher Physiker)

Werner Heisenbergs Zitat trifft in meinen Augen voll auf den Inhalt dieses Kapitels zu. Ich bin überzeugt davon, dass es in uns eine Kraft gibt, die extrem viel Veränderung bewirken kann. Wir brauchen dafür aber zuerst einmal eine Veränderung in unserer Gesellschaft, also eine kulturelle Akzeptanz, die diese neue Art des Denkens, das unserem Geist so viel Kraft zugesteht, überhaupt erlaubt.

Während das Weltbild in unserer westlichen Kultur sehr materialistisch geprägt ist und der Bereich des weitgehend unerforschten Bewusstseins gern noch in die Esoterik-Ecke geschoben wird, ist es in anderen Kulturen traditionell genau andersherum. In Tibet z. B. lag über Jahrhunderten der Schwerpunkt der Forscher im spirituellen Bereich.

> So kennt man in den tibetischen Lehren mindestens sechs verschiedene Bewusstseinszustände bis über den körperlichen Tod hinaus, während wir immer noch diskutieren, was das Bewusstsein eigentlich ist und wo genau es seinen Ursprung hat.

Auch wenn sich moderne Hirnforschung zwar vorwiegend auf das Organ selbst und dessen Physiologie bezieht, hat sie uns gemeinsam mit der weiter greifenden Psychoneuroimmunologie, der Lernforschung sowie der Psychologie viele sehr nützliche Erkenntnisse gebracht, die zum Verständnis von Lernprozessen und dem, was uns eigentlich steuert, wie wir z. B. Entscheidungen treffen, beitragen.

Aus dem Blickwinkel sowohl der ganzheitlichen Medizin als auch dem Ayurveda sind Körper, Geist und Seele nicht zu trennen. Auch aus der Psychoneuroimmunologie wissen wir heute definitiv, dass sich unser Gemütszustand und unsere Gedanken direkt auf unseren Körper auswirken und auch umgekehrt. Es ist gut belegt, dass negativer Stress unser Immunsystem beeinträchtigt und auf Dauer krank macht. Es ist aber vermutlich jedem auch ohne wissenschaftliche Beweise klar, dass sich unsere Stimmung unmittelbar auf unsere Körperhaltung, Atmung, den Blutdruck niederschlagen kann. Und dass körperliche Schmerzen und Unwohlsein sich umgekehrt direkt auf unseren Geist auswirken, ebenfalls.

Dies wusste auch schon Plato:

„Das ist der größte Fehler bei der Behandlung von Krankheiten, dass es Ärzte für den Körper und Ärzte für die Seele gibt, wo beides doch nicht getrennt werden kann."

(Plato, 427–348 od. 347 v. Chr., griechischer Philosoph)

Natürlich muss diese Verbindung nicht immer negativ sein. Im Gegenteil: Körper und Geist können sich natürlich auch positiv beeinflussen. Wenn wir den Mund zu einem Lächeln verziehen, reagieren wir auch bei ursprünglich schlechter Stimmung nach einer Weile mit der Ausschüttung von Glückshormonen und fühlen uns besser. Unser Körper antwortet ganz nach dem Motto: Wenn sie lächelt, muss es ihr wohl gutgehen.

Im letzten Kapitel habe ich bereits beschrieben, wie wir über die Atmung unsere Angst eindämmen und andere Körperfunktionen beeinflussen können. Ebenso hat unsere Körperhaltung Einfluss auf unser Empfinden. Das kannst Du direkt ausprobieren:

Stell Dir vor, Du hast ein wichtiges Gespräch, vor dem Du Dich vielleicht sogar ein bisschen unwohl fühlst. Nun lass zuerst die Schultern und den Kopf hängen und sacke ein bisschen in Dich zusammen. Wie fühlst Du Dich? Selbstbewusst? Glaubst Du an Dich und Dein Können?

Nun atme tief ein, richte Dich auf, straffe die Schultern – wahrscheinlich ändert sich dabei automatisch Dein Gesichtsausdruck. Fühlst Du den Unterschied?

Über diese recht offensichtlichen Zusammenhänge hinaus sehen wir den Einfluss unseres Geistes auf den Körper in weit komplexeren Situationen. Ich finde es ziemlich faszinierend und wundere mich immer wieder, warum Forschung auf diesem Gebiet nicht mehr gefördert wird.

Du hast mit Sicherheit schon einmal vom Placeboeffekt gehört.

Placebo bedeutet übersetzt „Ich möchte gefallen" und bezeichnet heute eine Scheintherapie, die trotz fehlendem Wirkstoff oder echtem Eingriff zum gewünschten Erfolg führt. Im Gegenzug ist auch der Noceboeffekt beschrieben (nocebo = „Ich werde schaden"), bei dem wir negative Auswirkungen einer Therapie erkennen, ohne diese durch die Inhaltsstoffe erklären zu können.

Wir beobachten beides eigentlich ständig, auch wenn wir uns als Ärzte dessen vielleicht gar nicht direkt bewusst sind. Jede Kommunikation hat eine Wirkung, ob wir das beabsichtigen oder nicht. Der Placeboeffekt könnte viel gezielter eingesetzt werden und so nebenwirkungsfrei vielen Menschen zu Linderung und mehr Wohlbefinden verhelfen. Leider hören wir davon aber wesentlich häufiger im Kontext von Homöopathie und naturheilkundlichen Mitteln, deren Effekt damit vermeintlich negiert wird. Auch wenn ich das so ungern stehen lassen möchte und glaube, dass wir es hier sehr wohl mit einer eigenen Wirkung über den Placeboeffekt hinaus zu tun haben – siehe auch weiter vorn im Buch –, vergessen wir aber selbst dann immer wieder eine wichtige Tatsache:

> Der Placeboeffekt ist ein Effekt. Das heißt, auch wenn wir es nicht durch Inhaltsstoffe erklären können, kommt es zu einer Besserung, und das zumeist auch ohne Nebenwirkungen.

Diesen Effekt könnten wir durch geschulte Kommunikation, aber auch durch Schulung der Menschen selbst herbeiführen und damit viele Therapien gezielt unterstützen, wenn nicht sogar ersetzen. Spannend ist nämlich, dass das sogar funktioniert, wenn man dem Patienten vorher erzählt, dass er gerade eine Zuckerpille bekommt, aber dass diese den meisten Menschen geholfen hat.

Stattdessen wird durch fehlendes Wissen über diese Mechanismen immer wieder sogar der Noceboeffekt herbeibeschworen. Da hilft meist auch nicht der Hinweis: „Lesen Sie den Beipackzettel am besten gar nicht!“ Im Gegenteil.

Wenn wir davon ausgehen, dass es sich hier letztlich um ähnliche Prinzipien wie bei der Hypnose handelt, dann dürfen wir nämlich das Vertrauen und die Offenheit unseres Gegenübers für die Botschaft nicht unterschätzen – zumindest, wenn wir möglichst keinen Noceboeffekt herbeiführen möchten.

Vielleicht klingt das nun ein bisschen unheimlich für Dich.

Die meisten kennen Hypnose ja vor allem aus dubiosen Shows, in denen Menschen dazu gebracht werden können, am Stuhl festzukleben, ihren Namen zu vergessen oder wie ein Huhn gackernd über die Bühne zu laufen. Das ist natürlich nicht unbedingt das, was wir erleben möchten. Allerdings finde ich auch hier faszinierend, was möglich ist, nur weil der Mensch es nun glaubt!

> Hypnose findet tatsächlich ständig statt.

Vereinfacht gesagt immer dann, wenn unser Geist offen für die Botschaft ist. Also z. B. ausgehend vom Arzt oder von Respektspersonen und Medien, denen wir vertrauen – wenn wir die Botschaft nur häufig genug hören, ohne sie zu überdenken. Der letzte Satzteil ist übrigens ganz wesentlich: Es braucht Deine Bereitschaft.

So können wir hypnotische Suggestion, also grob gesagt das Einpflanzen von Information in den Geist, natürlich und vorwiegend positiv nutzen. Zum einen erlaubt es Dir den Zugang zu Informationen, die Du vergessen glaubtest, und kann Dich so zu Einsichten und neuen positiven Sichtweisen führen. Zum anderen kann die Anwendung auch direkt und praktisch sein, z. B. zur Ausschaltung von Schmerz beim Zahnarzt oder bei kleinen Eingriffen sowie beim Hypnobirthing.

> Am allermeisten hypnotisierst Du Dich allerdings selbst! Ständig. Wenn Du nicht bereits sehr bewusst bist, kommunizierst Du am laufenden Band mit Dir selbst.

Lausche einfach mal auf Deinen inneren Dialog und achte auf den Grundtenor. Bist Du achtsam und liebevoll mit Dir? Wo ist Dein Fokus? Auf Deinen Erfolgen? Auf den schönen Dingen, den Dingen, die Dir guttun?

Oder vielleicht doch eher auf dem, was vielleicht nicht so gut lief, auf den Schwächen Deines Partners oder Deinen eigenen? Passt das dazu, wie Du Dein Leben erlebst?

Meistens bestätigt sich der Inhalt unserer inneren Kommunikation, denn auch das ist Kohärenz.

Es ist in sich viel stimmiger, wenn Dein Geist nach Beweisen für die Gedanken sucht, quasi damit er nicht zugeben muss, sich getäuscht zu haben, damit er recht behält. Wenn Du z. B. Deinen Fokus auf das unaufgeräumte Zimmer Deines Teenagers legst, wirst Du wahrscheinlich vermehrt ungewaschene Klamotten, Essensreste und anderen Kram sehen, während Dir die Tage, an denen mal sauber ist, oder die wunderbar dekorierte Bilderecke gar nicht mehr auffallen.

Dies läuft meist im Hintergrund und unbewusst ab, bis Du den Scheinwerfer darauf richtest. Es ist leider bei uns sogar völlig normal, sich selbst kleinzureden und den Fokus auf die Schwachstellen zu richten – auch etwas, das man in anderen Kulturen so nicht findet. Es gibt eine Anekdote über den Dalai Lama, der wohl einmal einer Konferenz in Amerika beigewohnt haben soll, bei der immer wieder das Wort Selbsthass fiel. Er musste schließlich bei seinem Übersetzer nachfragen, weil ihm das Wort aus seiner eigenen Sprache und Erfahrung gänzlich unbekannt war …

Wenn wir das Gesagte nun zusammenfassen, würde das simpel ausgedrückt bedeuten, dass wir mit dem, was unser Geist im Fokus hält, ob uns das nun bewusst oder nicht bewusst ist, Materie verändern können. Wow! Das sollten wir doch nutzen! Unsere Gedanken, unseren Fokus auf das richten, was wir wollen.

Das bezieht sich zwar erst mal nur auf unseren eigenen Körper und indirekt auf unsere Umwelt, da wir vor allem unser Erleben verändern, aber ich finde das schon ziemlich beeindruckend. Tatsächlich ist aber auch das alles andere als eine neue Erkenntnis, sondern seit Menschengedenken in schamanistischen Kulturen und traditionellen Heilsystemen gängige Praxis.

Leider haben wir dieses fantastische Werkzeug aus unserem Denken weitgehend als minderwertig verbannt und müssen uns diese Weisheiten erst wieder mühsam zusammensuchen.

Glücklicherweise helfen unserem auf Wissenschaft trainierten Hirn dabei sogar modernste Forschungen, z. B. aus der Quantenphysik. Wenn wir uns überlegen, dass in unserer so soliden Welt mit all ihrer greifbaren Materie doch letztlich alles reine Energie ist, ist das schon erst mal faszinierend. In einem Atom ist wesentlich mehr Leere, also Raum, der von Energie ausgefüllt wird, als Teilchen. Wir wissen heute, wenn wir diese kleinsten Teilchen schließlich noch weiter herunterbrechen, bleibt nachher selbst davon nur eine Welle übrig – wieder Energie, die lediglich unter Beobachtung Form annimmt, die von uns beeinflusst werden kann. Die Physiker unter Euch mögen mir die stark vereinfachte Darstellung verzeihen.

Natürlich möchte ich hier nicht behaupten, der Tisch, an dem ich gerade sitze, sei nicht stabil, und wenn ich mich nur fest genug konzentriere, kann ich ihn in einen Sessel verwandeln. Ich zumindest kann das nicht :-)

Allerdings gibt es jede Menge Experimente, die zeigen, dass es sehr wohl möglich ist, Materie und die Welt um uns herum durch den Geist zu beeinflussen. Es fällt den meisten von uns allerdings einfach noch schwer, das nachzuvollziehen, weil es noch keine wirklich schlüssige Erklärung gibt.

Selbst Entenküken können das. So gab es ein paar ähnliche Experimente in den 1990er-Jahren, in denen die Auswirkungen des Geistes auf Maschinen untersucht wurden; das bekannteste wurde 1999 vom Biologen Rupert Sheldrake durchgeführt. Er konditionierte frisch geschlüpfte Küken auf einen Roboter, der sich per Zufallsprinzip durch einen Raum bewegte. Er deckte diesen mit seinen Fahrtrouten auch gleichmäßig ab, bis die auf ihn konditionierten Küken in einem Käfig auf einer Seite dieses Raumes saßen und die Nähe ihrer „Mutter" suchten. Der Roboter hielt sich in dieser Zeit deutlich überwiegend in der dem Käfig zugewandten Raumhälfte auf.

Daran, dass es vielen von uns heute trotzdem so schwerfällt, diese Dinge als wahr zu akzeptieren und die Erkenntnisse daraus zu nutzen, können wir ein weiteres Phänomen erkennen.

> Vielleicht das Wichtigste überhaupt: Wir selbst bestimmen, was wir in unserem Leben für möglich halten und was nicht.

Heute bezeichnen wir diese innere Wahrheit, die unsere Grenzen festlegt, oft als Glaubenssätze. Dies sind Programmierungen, meist aus der Kindheit, die irgendwann einmal sinnvoll für unser System waren, z. B. um uns zu schützen, um dafür zu sorgen, dass wir dazugehören durften. Da in der frühen Kindheit unser Gehirn quasi auf Dauerhypnose steht, sind wir in dieser Phase sehr empfänglich für Botschaften, mit denen wir uns später identifizieren. Vor allem da wir in dieser Lebensphase gleichzeitig sehr verletzlich sind und unser Überleben von den Menschen um uns herum abhängt, tun wir meist alles, um zu kooperieren. Wenn das bedeutet, zu akzeptieren, dass andere wichtiger sind, dass wir besser nicht unsere Meinung sagen, schon gar nicht laut oder dass gewisse Dinge einfach nicht gehen, dann ist das eben so und führt häufig zu Glaubenssätzen wie: „Um geliebt zu werden, muss ich brav sein und mich anpassen“ oder „Ich bin nicht gut genug“. Dass man sich auch als Erwachsener noch an diese „Regeln“ hält, gilt sogar für Tiere, wie das Beispiel von Rindern oder indischen Arbeitselefanten zeigt.

Es erstaunt oft, wenn man sieht, welch kleine Kette um einen Fuß einen großen Elefanten am Platz festhält. Sicher könnte er diese auch zerreißen, aber er hat als kleines Elefantenkalb gelernt, dass das nicht geht, und er probiert es schlichtweg nicht mehr aus.

Wenn Kälber früh erfahren, dass der Elektrozaun „beißt“, wird auch ein ausgewachsener Bulle hinter einem dünnen Stück Draht stehenbleiben. Wobei ich im Sommer trotzdem jedes Mal mit einem mulmigen Gefühl unsere Einfahrt hochlaufe, wo nur durch eine einfache Litze von mir getrennt der Riesenbulle steht .

Das Gleiche gilt oft für uns Menschen.

Leider sind diese Glaubenssätze meist unbewusst, und es ist oft gar nicht so leicht, diese zu erkennen, um etwas daran zu verändern. Allerdings ist es für unser Leben vielleicht auch gar nicht so wichtig, in der Vergangenheit zu graben, um eine Begründung für unser Verhalten und immer wiederkehrende Lebensgeschichten zu finden. Es ist viel wichtiger, zu überlegen, wie Du Dein Leben JETZT gestalten möchtest, und zu versuchen, neue Glaubenssätze zu etablieren. Das braucht unter Umständen viel Zeit und vor allem einen starken Fokus. Aber es ist möglich! Wie wir aus der Geschichte von Roger Banister und vielen anderen persönlichen Heldengeschichten, in denen Menschen wie Du und ich über sich selbst hinausgewachsen sind, sehen können.

Als Roger Banister 1946 mit dem Laufsport begann, galt es als physisch unmöglich, dass ein Mensch die Meile unter vier Minuten laufen könne.

Er jedoch beschloss, diesen allgemeinen Glaubenssatz nicht als Wahrheit zu akzeptieren, und schaffte einige Jahre später als Erster den absoluten Rekord von 3:59,4 Minuten.

Doch nachdem der Glaubenssatz seine Gültigkeit verloren hatte, unterbot bereits wenige Wochen später John Landy den Rekord und lief die Strecke in 3:57,9 Minuten. Der Rekord über die Meile liegt aktuell bei 3:43:13 Minuten, aufgestellt durch den Marokkaner Hicham El Guerrouj.

Es gibt Geschichten über Yogis und einzelne Menschen, die noch ganz andere Dinge bewerkstelligen können, aber hier weiterzulesen und daran zu glauben oder nicht, überlasse ich Dir selbst.

> Es liegt an Dir, ob Du lieber eine Begründung für Deine nicht idealen Lebensumstände suchen möchtest oder ob Du Dich anders entscheidest. Ob Du Ausreden suchst oder beschließt, Deinen Fokus zu ändern und die Umstände als Sprungbrett zu sehen. Beides ist möglich.

Mein Rat ist, wenn Du in einer schwierigen Situation steckst oder eine schlechte Prognose erhalten hast, denke immer daran: Du bist keine Statistik.

Suche nach Menschen, die es geschafft haben, suche die Erfolgsgeschichten und umgib Dich mit dieser Energie des Machbaren. Zeige Deinem Geist wieder und wieder, dass es möglich ist.

Etabliere Stück für Stück eine neue Richtung.

Nutze hierfür gern die Werkzeuge in den Ressourcen bzw. in Deinem Downloadpaket.

Wenn Du jetzt Lust bekommen hast, tiefer einzusteigen und Deine Gewohnheiten zu verändern, dann schau Dir gern meine Mentorings an www.drpetrabarron.de/kurse/

„Veränderung geschieht,
weil Gedanken,
die betrachtet werden,
sich anders verhalten
als Gedanken,
die unbetrachtet bleiben."

(David J. Bohm, 1917–1992,
US-amerikanischer Quantenphysiker und Philosoph)

Vielleicht kommen Dir am Anfang nur die Dinge in den Sinn, die Dir nicht guttun und die Du so nicht mehr haben möchtest. Das ist in Ordnung. Schreib das alles am besten einfach mal auf. Allein durchs Hinschauen und die Akzeptanz der Situation, wie sie ist, kommt oft schon ganz viel Klarheit und Frieden. Möglicherweise stellst Du bei der Bestandsaufnahme sogar fest, dass die Dinge gar nicht so übel sind und Du manches gar nicht ändern möchtest.

Oft kommen danach von ganz alleine plötzlich Lösungsideen. Aber auch wenn nicht, weißt Du erst mal, wo Du startest.

Mike Dooley hat das Visualisieren in einem seiner Bücher mit der Eingabe in das Navi im Auto verglichen. Du musst wissen, wo Du Dich befindest, und Du musst wissen, wo Du hinwillst. Dann musst Du nur noch losgehen. Auch wenn Du mehrmals falsch abbiegst, lenkt Dich das Navi wieder zurück, nur stehen bleiben darfst Du nicht.

Am besten scheint es zu funktionieren, wenn Du Deine Ziele vor allem auf Dich und darauf auslegst, wie Du Dich fühlen möchtest. Andere Menschen zu verändern oder sich auf ein sehr konkretes Ziel festzulegen, ist keine gute Idee. Andere Menschen sind nicht Deine Baustelle und damit außerhalb Deines Einflussbereichs. Und wenn Du ein ganz bestimmtes materielles Ziel zur Bedingung für Dein Wohlbefinden machst, schränkst Du Dich und Deine Möglichkeiten unter Umständen stark ein, da manchmal hinter der nächsten Biegung noch etwas viel Besseres auf Dich wartet.

Versuche, in das neue Ich möglichst voll einzutauchen und so oft es geht Dich selbst zu erleben, als wäre Dein Ziel bereits eingetreten. Formuliere es auch so, wenn Du es aufschreibst: in der Gegenwart. Je mehr Du bei der Vorstellung emotional dabei bist, umso besser.

Es ist auch total okay, wenn sich das zu Beginn noch hölzern und unecht anfühlt.

Tu einfach so, spiele das Spiel. Deinem Unterbewusstsein ist es mehr oder weniger egal, ob Du es nur im Geist erlebst oder im echten Leben. Es scheint vor allem auf die Intensität Deines Erlebens anzukommen. So konnte man in Experimenten sogar sehen, dass man auch ohne Üben mit den Fingern durch reines Visualisieren sein Klavierspiel verbessern oder Muskeln trainieren und vergrößern kann. Nicht ganz so drastisch, als wenn man sich wirklich bewegt, aber doch deutlich messbar. Leistungssportler nutzen diese Methode schon lange.

Deshalb solltest Du natürlich zusätzlich auch aktiv etwas für Dein Ziel tun. Das Zusammenspiel führt nachher am besten zum Erfolg.

Schwierig wird das natürlich, wenn Deine Umgebung Dich nicht unterstützt. Wenn Du z. B. versuchst abzunehmen und Deine Familie allabendlich mit der Chipstüte vorm Fernseher sitzt, nachdem jemand Pizza bestellt hat, wird es vermutlich ein anstrengender Kampf.

Hier brauchst Du dann ein wirklich starkes Warum. Einen Grund, für den Du so sehr brennst, dass Du bereit bist, Entscheidungen für Dich auch gegen dein Umfeld zu treffen. Oder Dein Umfeld zu verändern. Das bedeutet ja meist nicht gleich, seine Familie zu verlassen. Es reicht ja oft, zusätzlich auch neue Impulse, neue Kontakte zuzulassen.

„Die höchste der Arznei aber ist die Liebe."

(Paracelsus, 1493–1541)

Spannenderweise ändert sich häufig Dein Umfeld ganz automatisch mit, wenn Du Dich veränderst. Und das, obwohl Du ganz bei Dir bleibst, Du nur Deine eigene Selbsthypnose umwandelst.

Wenn Du Dich fragst, warum Du etwas verändern möchtest, kommst Du meist von ganz allein auch zur Frage nach Deinen Werten. Stell Dir vor, Du hättest nur noch kurze Zeit zu leben, wäre es wichtig? Was treibt Dich an im Leben? Was ist Dir wirklich heilig?

Ob Dein gesetztes Ziel von außen aufoktroyiert oder tatsächlich Dein eigenes ist, erkennst Du an den Gefühlen, die damit verknüpft sind. Fühlst Du Frieden, Weite, Leichtigkeit? Vielleicht sogar ein tiefes Vertrauen und so etwas wie tiefe, bedingungslose Liebe? Dann bist Du ziemlich sicher auf dem richtigen Weg!

Zum Abschluss

Zum Abschluss möchte ich Dir nochmals mit auf den Weg geben, dass nur Du entscheiden kannst, was Du aus diesem Buch umsetzen möchtest und in welchem Tempo.

Wenn Du aber etwas für Dich verändern möchtest, gib Dir selbst Zeit, sei sanft und liebevoll mit Dir, aber bleib dran.

Es ist besser, Du suchst Dir einen oder zwei Aspekte aus und setzt diese dann aber möglichst täglich um. Es dauert wie gesagt bis zu 60 Tage, bis sich neue Gewohnheiten etabliert haben.

Gerade am Anfang ist es besser, Dich nicht zu überfordern, sondern zuerst einmal Deinem Gehirn und Deinem Unterbewusstsein zu zeigen, dass Du Dinge erfolgreich umsetzt. Dann wird es immer leichter.

Auch hier können wir aber wieder in Richtung Ayurveda schielen. Du kannst es Dir wahrscheinlich schon denken, jeder Dosha-Typ geht anders mit Neuem um:

Vata-Menschen sind schnell zu begeistern und steigen sofort voll in spannende neue Dinge ein. Je mehr, desto besser – und die Motivation, jetzt endlich das Leben komplett zu verändern, ist oft auch ernst gemeint. Allerdings hält das oft nur so lange an, bis das nächste spannende Neue um die Ecke kommt.

Hier ist es umso wichtiger, langsam zu beginnen und ganz sachte durch konsequente Regelmäßigkeit neue Gewohnheiten zu schaffen.

Pitta hat es hier wahrscheinlich am einfachsten. Sie sammeln Argumente, und wenn sie für sich einmal beschlossen haben, dass es sinnvoll ist, etwas zu verändern, dann wird das von heute auf morgen umgesetzt und, wenn es sich bewährt, auch beibehalten. Allerdings fehlen hier manchmal das Bauchgefühl und die Weichheit.

Menschen mit viel **Kapha**-Dosha sind Neuem gegenüber von Natur aus skeptisch. Es dauert meist lang, bis sie bereit sind, alte Strukturen loszulassen und etwas Neues zu probieren. Haben sie sich allerdings einmal entschieden und nach einer meist längeren Umstellung neue Gewohnheiten geschaffen, sind diese dann auch in Stein gemeißelt.

Wie schon vorher mehrfach erwähnt: Ich verspreche Dir keine Wunderheilung oder habe den Anspruch, dass die Tipps in diesem Buch die ultimative Wahrheit darstellen. Ich gebe Dir einfach weiter, was sich in meinem Leben und in meiner Arbeit mit Menschen bewährt hat. Vernetze Dich dafür auch gern mit Menschen, die auf dem gleichen Weg sind, z.B. in meiner Facebook-Gruppe „Gesundheitswerkstatt", oder vertiefe das Gelesene und bring es in Deinen Alltag, indem Du mir erlaubst, Dich ein Stück weit zu begleiten, zum Beispiel im passenden Mentoring „Deine Gesundheitswerkstatt".

Mehr darüber findest Du hier:

www.drpetrabarron.de/Kurse oder schreib mir eine E-Mail.

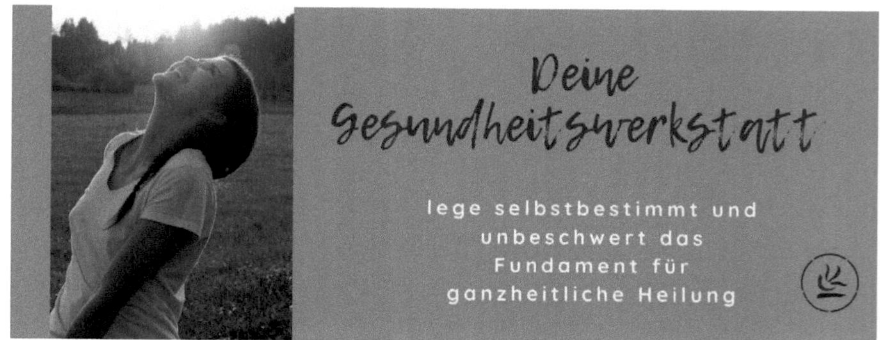

Ich hoffe, ich kann Dir ein wenig helfen, Deinen Weg zu mehr Gesundheit selbstbestimmt und ohne Angst zu gehen und Dich zum Weiterforschen und Ausprobieren anzuregen.

> Die tollste Medizin nutzt nichts, wenn wir es nicht schaffen, sie anzuwenden und in unseren Alltag zu integrieren. Am Ende ist selten die genaue Technik, sondern die Haltung, mit der Du die Dinge umsetzt, entscheidend für das Outcome.

Deine Handlungen:

- **Beginne mit der Bestandsaufnahme, suche Dir ein oder maximal zwei Themengebiete aus, in denen Du etwas verändern möchtest.**
- **Stecke Dir DEIN Ziel.**
- **Setze täglich zwei bis drei der Handlungen aus dem jeweiligen Kapitel um.**
- **Bleib dran!**
- **Verlinke Dich mit Gleichgesinnten.**

Wenn Du Dir Begleitung bei der Umsetzung wünschst, schau hier vorbei: https://drpetrabarron.de/kurse/

Links & Ressourcen

Unter

www.drpetrabarron.de/deine-links-zum-buch

habe ich Dir der Einfachheit halber alle im Buch erwähnten Links und Arbeitsmaterialien zussammengestellt.

Auf meiner Website www.drpetrabarron.de findest Du aber ebenfalls unter anderem folgende Infos und Links:

Gemeinschaft:

FB-Gruppe „Gesundheitswerkstatt“

Links:

Bücherempfehlung

Bezugsquellen

Podcast:

Svastha – komm in Dir an

Online Mentorings:

Svastha – lebe aus Deiner Mitte

Deine Gesundheitswerkstatt

Copyright

Dr. Petra Barron

Web: www.drpetrabarron.de

E-Mail: petra@drpetrabarron.de

2. Auflage

Autor: Dr. Petra Barron